女科经纶

（第二版）

清·萧　壎◎著

朱定华　杜晓明◎校注

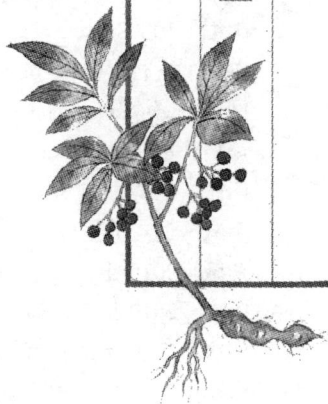

《中医非物质文化遗产临床经典读本》

第一辑

中国健康传媒集团

中国医药科技出版社

图书在版编目（CIP）数据

女科经纶 /（清）萧壎著；朱定华，杜晓明校注 . — 2 版 . —北京：中国医药科技出版社，2019.7
（中医非物质文化遗产临床经典读本）
ISBN 978-7-5214-1099-0

Ⅰ . ①女… Ⅱ . ①萧… ②朱… ③杜… Ⅲ . ①中医妇产科学—中国—清代 Ⅳ . ① R271

中国版本图书馆 CIP 数据核字（2019）第 068224 号

美术编辑　陈君杞
版式设计　也　在

出版　**中国健康传媒集团**｜中国医药科技出版社
地址　北京市海淀区文慧园北路甲 22 号
邮编　100082
电话　发行：010 - 62227427　邮购：010 - 62236938
网址　www.cmstp.com
规格　880×1230mm $\frac{1}{32}$
印张　10 $\frac{1}{4}$
字数　214 千字
初版　2010 年 12 月第 1 版
版次　2019 年 7 月第 2 版
印次　2019 年 7 月第 1 次印刷
印刷　三河市航远印刷有限公司
经销　全国各地新华书店
书号　ISBN 978-7-5214-1099-0
定价　**20.00 元**

获取新书信息、投稿、为图书纠错，请扫码联系我们。

　　《女科经纶》8卷，清·萧壎著，成书于康熙二十一年（1682年），初刊于康熙二十三年（1684年）。本书系一部重点介绍中医妇产医学理论和临床各类病证及其治法的专著。书中列月经、嗣育、胎前、产后、崩带、杂证6门，以条文形式对女科经、带、胎、产及妇科杂证予以辨证析源，考究发挥，并以精辟独到的学术见解，拓宽了临证者之辨治用药思路，为习医者进一步钻研女科疾病证治特点，指点了门径。全书由博返约，执简驭繁，且提纲挈领，条分缕析，对中医妇产医学临床辨证，具有不可替代的指导作用，实为当前从事中医临床妇产医学工作者的必读之书。

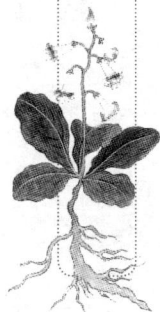

内容提要

《中医非物质文化遗产临床经典读本》

编 委 会

出版者的话

  中国从有文献可考的夏、商、周三代，就进入了文明的时代。中国人认为自己是炎黄的子孙，若以此推算，中国的文明史可以追溯到五千年前。中华民族崇尚自然，形成了"天人合一"的信仰，中医学就是在这种信仰的基础上产生的一种传统医学。

  中医的起源可以追溯到炎帝、黄帝时期，根据考古、文献记载和传说，炎帝神农氏发明了用药物治病，黄帝轩辕氏创造脏腑经脉知识，炎帝和黄帝不仅是中华民族的始祖，也是中医的缔造者。

  大约在公元前1600年，商代的伊尹发明了用"汤液"治病，即根据不同的证候把药物组合在一起治疗疾病，后世称这种"汤液"为"方剂"，这种治病方法一直延续到现在。由此可见，中华民族早在3700多年前就发明了把各种药物组合为"方剂"治疗疾病，实在令人惊叹！商代的彭祖用养生的方法防治疾病，中国人重视养生的传统至今深入民心。根据西汉司马迁《史记》的记载，春秋战国时期的秦越人扁鹊善于诊脉和针灸，西汉仓公淳于意善于辨证施治。这些世代传承积累的医药知识，到了西汉时期已蔚为大观。汉文帝下诏命刘向等一批学者整理全国的图书，整理后的图书分为六大类，即六艺、诸子、诗赋、兵书、术数、方技，方技即医学。刘向等校书，前后历时27年，是对中国历史文献最

1

为壮观的结集、整理、研究，真正起到了上对古人、下对子孙后代的承前启后的作用。后之学者，欲考中国学术的源流，可以此为纲鉴。

这些记载各种医学知识的医籍，传之后世，被遵为经典。医经中的《黄帝内经》，记述了生命、疾病、诊疗、药物、针灸、养生的原理，是中医学理论体系形成的标志。这部著作流传了2000多年，到现在，仍被视为学习中医的必读之书，且早在公元7世纪，就传播到了周边一些国家和地区，近代以来，更是被翻译成多种语言，在世界许多国家广泛传播。

经方医籍中记载了大量以方治病和药物的知识，其中有《汤液经法》一书，相传是伊尹所作。东汉时期，人们把用药的知识编纂为一部著作，称《神农本草经》，其中记载了365种药物的药性、产地、采收、加工和主治等，是现代中药学的起源。中国历代政府重视对药物进行整理规范，著名的如唐代的《新修本草》、宋代的《证类本草》，到了明代，著名医学家李时珍历经30余年研究，编撰了《本草纲目》一书，在世界各国产生了广泛影响。

东汉时期的张仲景，对医经、经方进行总结，创造了"六经辨证"的理论方法，编撰了《伤寒杂病论》，成为中医临床学的奠基人，至今仍是指导中医临床的重要文献。这部著作早在公元700年左右就传到日本等国家和地区，一直受到重视。

西晋时期，皇甫谧将《素问》《针经》和《黄帝明堂经》进行整理，编纂了《针灸甲乙经》，系统地记录了针灸的理论与实践，成为学习针灸的经典必读之书，一直传承到现在。这部著作也被翻译成多种语言，在世界各地广泛传播。

中医学在数千年的发展历程中，创造积累了丰富的医学理论与实践经验，仅就文献而言，保存下来的中医古籍就有1万余种。中医学独特的思想与实践，在人类社会关注健康、重视保护文化多样性和非物质文化遗产的背景下，显现出更加旺盛的生命力。

中医药学与中华民族所有的知识一样，是"究天人之际"的学问，所以，中国的学者们信守着"究天人之际，通古今之变，成一家之言"的至理。《素问·著至教论篇》记载黄帝与雷公讨论医道说："而道，上知天文，下知地理，中知人事，可以长久。以教众庶，亦不疑殆。医道论篇，可传后世，可以为宝。"这段话道出了中医学的本质。中医是医道，医道是文化、是智慧，《黄帝内经》中记载的都是医道。医道是究天人之际的学问，天不变，道亦不变，故可以长久，可以传之后世，可以为万世之宝。

医道可以长久，在医道指导下的医疗实践，也可以长久。故《黄帝内经》中的诊法、刺法可以用，《伤寒论》《金匮要略》《备急千金要方》《外台秘要》的医方今天亦可以用，《神农本草经》《证类本草》《本草纲目》的药今天仍可以用。

或许要问，时间太久了，没有发展吗？不需要创新吗？其实，求新是中华民族一贯的追求。如《礼记·大学》说："苟日新，日日新，又日新。"清人钱大昕有一部书叫《十驾斋养新录》，他以咏芭蕉的诗句解释"养新"之义说："芭蕉心尽展新枝，新卷新心暗已随，愿学新心养新德，长随新叶起新知。"原来新知是"养"出来的。

中华民族"和实生物，同则不继"的思想智慧，与当今国际社会提出的保护和促进文化多样性、保护人类的非物质文化遗产的需求相呼应。世界卫生组织 2000 年发布的《传统医学研究和评价方法指导总则》中，将"传统医学"定义为"在维护健康以及预防、诊断、改善或治疗身心疾病方面使用的各种以不同文化所特有的理论、信仰和经验为基础的知识、技能和实践的总和"，点明了文化是传统医学的根基。习近平总书记深刻指出:"中医药学是中国古代科学的瑰宝,也是打开中华文明宝库的钥匙。"这套丛书的整理出版,也是为了打磨好中医药学这把钥匙,以期打开中华文明这个宝库。

希望这套书的再版,能够带您回归经典,重温中医智慧,获得启示,增添助力!

中国医药科技出版社

2019 年 6 月

校注说明

　　萧壎，字赓六，号慎斋，檇李（今浙江嘉兴）人，约生活于明末清初。萧氏年少习儒，年长后因屡举功名不第，遂弃儒习医。自康熙二年（1663年），乃以毕生精力，潜心考究《灵枢》《素问》，钻研金、元及明代各家医著，尤擅长内科杂症与女科证治。历20余年之久，撰成《医学经纶全集》8种。其中《杂证》80卷《伤寒》8卷《幼科杂症》8卷《痘疹》10卷《方论》8卷《本草》8卷《脉学》4卷，以及《女科》8卷，统名为《经纶》而又各成一帙，共计134卷，字过千万。这部丛书涵盖了中医理法方药与临床各科，诚可窥中医学之一大观，而萧氏亦可谓集清以前中医文献之一大家。

　　然萧氏时因家境清寒，无力独自将此巨著刊梓问世，然又不忍将书稿束之高阁，秘而不宣。遂在门人及乡里戚友的倡导与捐资下，意欲逐帙刊行。但令人遗憾的是，目前惟有《女科经纶》8卷存世，其余之126卷，皆未见中医书目著录，估计已在300余年的历史变迁中亡佚了。

　　《女科经纶》目前世存版本概况：现有清康熙二十三年（1684年）燕贻堂刻本、遗经堂刻本、文渊堂刻本；乾隆四十六年（1781

1

年）湖郡有鸿斋刻本；光绪十一年（1885年）扫叶山房刻本；民国时期上海、浙东地区据清燕贻堂本影印本，以及上海千顷堂、长沙湘鄂印刷公司之铅印本和《中国医学大成》本等。

此次整理点校，以中国中医科学院图书馆馆藏善本，即清康熙二十三年（1684年）燕贻堂刻本为底本；清乾隆四十六年（1781年）湖郡有鸿斋为主校本；清光绪十一年（1885年）扫叶山房刻本为旁校本；以书中所引《灵枢》《素问》及历代名家医著为参校本。具体校注如下。

1.底本节引历代文献，原文与之虽有出入，但不损文义者，悉从底本原文而不作增删。

2.底本因刻误之明显错字，能辨认者则径改，不出校注。

3.因底本脱文，或文义混淆不明者，则据主校本或补或改，出校说明。

4.对书中之通假、异体字，均作径改而不出校注。

校注者

2009 年 10 月

序 一

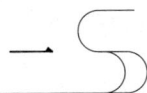

　　昔穆叔之告范宣子曰：太上立德，其次立功，其次立言，谓之不朽。夫所谓不朽者，非必在庙廊之上，铭钟鼎，垂竹帛，声施照耀千古也。即利济苍生，起民间之夭札而跻之仁寿，多所著述以传之千百世者，非不朽大业乎！若是者，惟医足以副之。余里萧子赓六，吾友荆玉兄之象贤也，荆玉与余总角交最契。赓六为鸡坛名宿，食气上舍，有声场屋间，余素以大器期之。数奇不偶，晚而好轩岐之学，博极群书，合历代名医之论，前之张、刘、李、朱，后迄薛、王、楼、喻，无不毕采。每列一证，必提纲而挈领；每分一门，尤原始以要终。名曰经纶，洵不诬也。书既成，因以示余。余读之而作叹曰：天下之宝，当于天下共之，乌可终为枕中秘而不广之海内，为元元作福利乎！夫庸医误人，古今同戒，是岂庸医之故欲误耶？识不弘，见不广，而医学不博故也。今以赓六之经纶，梓成寿世，俾业医者阅之而瞭如，无聋瞽之忧，不亦大有造于生民者哉！故曰良医之功与良相等，文正之言有自也。惟是成书，百万有余言，今欲广募而成，独任非易，众擎克举，量力捐赀，请自隗始。庶几望同志者之相与，以有成云尔。

時康熙壬戌孟春通家里人张天植拜识

序 二

　　余少时见诸医家，虽甚负能名者，未尝多读书，心窃叹之。兹数十年来习医者，虽甚庸劣，概以读书自矜许，上则轩岐之经，下及近代王薛诸论，莫不借为口实，而用之手鲜效，更至于杀人。余心重疑之，岂书果误人若此乎？盖不善读书之故也。赓六萧子特鉴于此，博综方书三百余种，积二十年之勤，为条缕分析，详说广证，汇成全书。杂症分八十卷，伤寒女幼两科复二十四卷，标题于前，纂论于后，凡内外、凉热、虚实，务先求得其症之是非，而治法因之，可使知医者尽享书之效，而免于误，名之经纶。学者谋梓之以公世，请自女科始。盖女者，孳育之原，人类取广于医为较重者。或曰萧子之才是良，足以见矣。然萧子方弱龄，早已英华著闻坛坫，于文会久，十试棘闱，几得而失。年力正强，胡不取古今经济之业，复加揣摩，以俟荣遇？即不然，胡不为功于儒者性理诸篇，分道学之，识以立名？而顾萃其心思，毕诸岁月，以见之于医，岂非小用？余曰不然。此不知萧子，诚未知医也。夫医之为道，通于阴阳微矣，极于生死切矣。昔贾长沙有言，古之圣人，不居朝廷，必在医卜之中，以言于明理之至也。范文正有言，士君子不得为良相，愿为良医，以言乎济物之普也。萧子之经纶于医，此意古已远矣，非世俗之所及知也。

　　　　　　　时康熙甲子岁春王望日年家眷弟王庭拜题

序 三

　　天下之书，不可不读，又不能尽读，而亦不可不善读，于医之学为尤甚。古今之烦而且富者，莫如医籍为极博，非通于儒者，未许窥其一二也。昔黄闇齐先生云：非明理之儒，天下医书不可乱读，深有感于医之必赖于儒也。余昔为经生时，操觚帖括，即喜读《黄帝内经》与张、刘、李、朱言，无不取而探索之。故天下之以儒许我者，后即以医许我。是以四方学医之士，咸乐得执经于余。萧子赓六与余，为通家世契，以一经之传，发轫儒林，一旦留意经方，殚心技术，每读一书临一症，辄问难于余。余不殚竭请以告，而赓六若有神授，辄相悦以解。余因叹赓六不特通于儒，而且通于医。禾之医不下千百为群，欲求医而通于儒者不少概见。自滑樱宁、朱彦修以书生崛起，多所著述，以垂教来世，为医林侨盼，为轩岐功臣。赓六其继起者欤！赓六疾天下之医者不通于儒，而疏陋浅狭，漫以刀圭试人，乃取古今方书万卷汇纂之。上《灵》《素》，下及诸子百家，先经文而后诸论，略方名而详治说，每论必有标题命名，每证必分表里虚实，若纲在纲，有条不紊，而名经纶。知非通于儒者不能辑是书，非通于儒者亦未易读是书也。余乐为之共勷，以广吾道之传，而先以女科八卷问世。夫妇人病见诸《灵》《素》者，惟不月、肠覃、石瘕数症；长

1

沙《金匮玉函》详妇人一十八证；孙真人《千金方》开卷载妇人病，惜有方无论；金元诸子阐扬医术，妇科无有专书；独陈临川集《良方》十卷，薛新甫按之，王宇泰广之，而《济阴纲目》则合《良方》《准绳》为增芟，而亦大醇小疵，此女科书之炳炳于人耳目前者。今读《经纶》，则又博采百家之妙绪，参稽众论之菁华，凡自月经、嗣育，以至胎产、崩带病能之独切于女子妇人者；缕分条晰，按序详明，俾天下之医通于儒者，善读其书而深得作经纶之旨，则知赓六之以儒而通于医者，为功不小，岂非吾道一大幸也夫。

时康熙二十三年甲子立夏前一日年

通家眷弟薛珩题

自　序

　　两仪定位，阴阳肇分，天地即以阴阳生万物。故经云：阴阳者，天地之道，万物之纲纪，变化之父母，而男女其阴阳之始也。圣人以六经垂教万世，《易》始乾坤，《诗》首关雎，《书》传厘降，《礼》著内则，《春秋》载王姬，盖以夫妇为人道之造端，而妇人乃孳育化原之本，是以操调燮之术者，不可不于妇人之病为独重也。自寇宗奭谓：宁医十男子，莫医一妇人。以妇人病，四诊有所不能尽，而其所患者，多隐曲不可述。如月经、胎产，至崩淋、带下，俱属鄙琐，难以言示。然而妇人之病，唯兹诸症为最要。故著书者，于兹尤不可不亟讲也。余纂辑《医学经纶》，博极群书，兼综条贯，凡杂症得一百六十有三，采撷名贤之论七千条有奇，而妇人月经诸症不与焉。诚以妇人之病，莫重于月经、胎产、崩淋、带下，是以别立标名，曰《女科经纶》。凡一切内外、虚实、寒热，各有条序按之，略方名，详治论，俾学者知所从事，其于妇人病，庶毋患治疗之倍难于男子也。司马子长称扁鹊过赵，闻邯郸贵妇人病带下，即为带下医。夫妇人病，不止于带下，而扁鹊所过，随以其名闻诸侯间，知古人留心于妇人病。盖慎且重也。今之医者，非如扁鹊遇长桑君，授上池神术。舍昔圣昔贤之论，而欲冀为洞垣之见，不其难哉。苟有志斯，其以斯编为规矩焉，绳墨焉可也。

　　　　康熙甲子岁孟秋七月樵李棘人萧赓六氏漫识

目
录

🪷 **卷一　月经门**

卷二 嗣育门

🌸 卷三　胎前证上

卷四　胎前证下

卷五 产后证上

卷六　产后证下

卷七 崩带门

卷八　杂证门

卷一　月经门

经论女子月事属太冲脉盛

《素问》曰：女子七岁，肾气盛，齿更发长，二七而天癸至，任脉通，太冲脉盛，月事以时而下，故能有子。

经论女子血海属于少阴一经

《灵枢》曰：冲脉起于胞中，出于气街，前行于胸，伏行于背，上出颃颡，渗灌诸阳，下入于足，注诸络，为十二经脉之海，其出入皆少阴经以行，故为血海。

经论女子经水温寒与天地相应

《素问》曰：天地温和，则经水安静。天寒地冻，则经水凝泣。天暑地热，则经水沸溢。卒风暴起，则经水波涌而陇起。邪之入于脉也，寒则血凝泣，天暑则气淖泽，虚邪因而入客，亦如经水之得风也。

慎斋按：以上经论三条，序女子月事，始本太冲脉盛，而冲脉则起胞中，即为血海，此经水之源也。但经水得寒则凝，得热则行，常与天地寒暑之气相应，而调经者，可以知所务矣。

女子月事本血室以时而下论

王太仆曰：冲为血海，诸经朝会，男子则运而行之，女子则停而止之，谓之血室。经云：任脉通，冲脉盛，男既运行，女既停止。运行者，无积而不满，动也；停止者，有积而能满，静也。不满者，阳也，气也；能满者，阴也，血也。故满者，以时而溢，谓之信。男子以气运，故阳气应日而一举；女子以血满，故阴血应月而一下。

女子月经本任冲二脉血海有余论

马玄台曰：任冲二脉，奇经八脉之二也。经云：任主胞胎，冲为血海。今二脉俱通，月事而下。《灵枢》云：冲脉、任脉皆起于胞中。又云：冲脉为血之海。又云：血海有余。按：血海之海，虽曰既行而空，至七日后而渐满，如月之盈亏相似，当知血海之有余，以十二经皆然，非特血海之满也，故始得以行耳。

女子月事本任督二脉血海之满论

程扶生曰：任脉者，起于中极之下，以上毛际，循腹里，上关元，至咽喉，属阴脉之海。任者，妊也，此人生养之始，故曰任脉。中极之下，长强之上，此奇经之一脉也。督脉者，起于下极之腧，并于脊里，上至风府，入脑上颠，循额，至鼻柱，属阳脉之海。督之言都也，是人阳脉之都纲也。人脉比于水，故云阳之海，此奇经之一脉也。任脉主任一身之阴血，太冲属阳明，为血之海。故谷气盛则血海满，而月事以时下也。

妇人月水本于四经论

齐仲甫曰：妇人月水，本于四经，二者冲任，二者手太阳小肠、手少阴心。然冲为血海，任主胞胎，二者相资，故令有子。小肠经属腑，主表为阳；少阴经为脏，主里属阴。此二经在上为乳汁，在下为月水。

慎斋按：以上四条，序女子月经本于血室，血室即血海，而其脉则属于冲任督三脉，心与小肠二经，为月水之源也。

女子天癸之至名月信论

陈良甫曰：经云：女子二七而天癸至，天谓天真之气，癸谓壬癸之水。壬为阳水，癸为阴水，女子阴类，冲为血海，任主胞胎，二脉流通，经血渐盈，应时而下，天真气降，故曰天癸。常以三旬一见，以象月盈则亏，不失其期，故名曰月信。

女子月经非天癸之辨论

马玄台曰：经云：女子二七天癸至。天癸者，阴精也。肾属水，癸亦属水。由先天之气蓄极而生，故谓阴精为天癸。王冰以月事为天癸者，非也。男女之精，皆可以天癸称。今王注以女子之天癸为血，则男子之天癸亦为血耶？男女当交媾之时，各有精，而行经之际，方有其血，未闻交媾时可以血言也。至云精开裹血，血开裹精者亦非。《灵枢》云：两神相抟，合而成形，常先身生，是谓精者是也。但女子之精，以二七而至，而其月事，亦与此时同其候也。

慎斋按：以上二条，序女子之月水即为天癸，又辨天癸不可以月信名也。

男女精血本五味之秀实论

褚侍中曰：饮食五味，养髓骨肌肤毛发。男子为阳，阳中必有阴，阴中之数八，故一八而阳精升，二八而阳精溢。女子为阴，阴中必有阳，阳中之数七，故一七而阴血升，二七而阴血溢，皆饮食五味之实秀也。

妇人经血属心脾所统论

薛立斋曰：经云：饮食入胃，游溢精气，上输于脾，脾气散精，上归于肺，通调水道，下输膀胱，水精四布，五经并行。东垣所谓脾为生化之源，心统诸经之血，诚哉是言也。心脾平和，则经候如常。苟或七情内伤，六淫外侵，饮食失节，起居不时，脾胃虚损，心火妄动，则月经不调矣。大抵血生于脾土，故云脾统血。凡血病当用苦甘之药，以助阳气而生阴血也。

妇人经血生于水谷之精气论

薛立斋曰：血者，水谷之精气也，和调五脏，洒陈六腑，在男子则化为精，在妇人则上为乳汁，下为月水。故虽心主血，肝藏血，亦皆统摄于脾。补脾和胃，血自生矣。凡经行之际，禁用苦寒、辛散之药，饮食亦然。

妇人月水与乳俱脾胃所生论

程若水曰：妇人经水与乳，俱由脾胃所生。《经脉别论》云：食气入胃，其清纯津液之气，归于心，入于脉，变赤而为血。血有余，则注于冲任而为经水。经水者，阴水也。阴必从阳，故其色赤，禀火之色也。冲为血海，任主胞胎。若男子媾精，阴阳和合而成孕，则其血皆移荫于胎矣。胎既产，则胃中清纯津液之气归于肺，朝于脉，流入乳房，变白为乳，是禀肺金之色也。或儿不自哺，则阳明之窍不通，其胃中津液，仍归于脉，变赤而复为月水矣。

慎斋按：以上四条，序妇人经血，由于饮食五味、水谷之精气所化，此调经必先于扶脾保胃为要也。

女子经不调由合之非时论

褚侍中曰：女人天癸既至，逾十年无男子合，则不调；未逾十年，思男子合，亦不调。不调则旧血不出，新血误行。或渍而入骨，或变而为肿，或虽合而难子，合多则沥枯虚人，产乳众则血枯杀人。观其精血，思过半矣。

经不调由阴阳盛衰所致论

王子亨曰：经者，常候也。谓候其一身之阴阳愆伏，知其安危，故每月一至。太过不及，皆为不调。阳太过则先期而至，阴不及则后时而来。其有乍多乍少，断绝不行，崩漏不止，皆由阴阳盛衰所致。

经候不调有阴阳相胜论

许叔微曰：妇人病，多是月经乍多乍少，或前或后，时发疼痛，医者一例呼为经病，不辨阴胜阳、阳胜阴，所以服药少效。盖阴气乘阳，则胞寒气冷，血不运行。经所谓天寒地冻，水凝成冰，故令乍少而在月后。若阳气乘阴，则血流散溢，经所谓天暑地热，经水沸腾，故令乍多而在月前。当别其阴阳，调其血气，使不相乖，以平为期也。

经不调属风冷乘虚客胞中论

陈良甫曰：妇人月水不调，由风冷乘虚，客于胞中，伤冲任之脉，以损手太阳手少阴之经也。盖冲任之脉，起于胞中，人将息顺理，则血气调和，六淫不能为害。若劳伤血气，则风冷乘之，脾胃一伤，饮食渐少，荣卫日衰，肌肤黄瘦，皆由冲任劳损。故凡遇经行，最宜谨慎，否则与产后证相类。

月水不调属风冷之邪搏血论

王子亨曰：妇人月水不调者，由劳伤气血，致体虚，风冷之气乘之也。冲任之脉，皆起于胞内，为经络之海。手太阳小肠、手少阴心二经为表里，主上为乳汁，下为月水。若冷热调和，则冲任气盛，太阳、少阴所生之血，宣流依时而下。若寒温乖适，经脉则虚，如有风冷，虚则乘之，邪搏于血，或寒或温，寒则血结，温则血消，故月水乍多乍少，为不调也。

月经不调属忧思郁怒所致论

方约之曰：妇人以血为海。妇人从于人，凡事不得专行，每多忧思忿怒，郁气居多。书云：气行则血行，气止则血止。忧思过度则气结，气结则血亦结。又云：气顺则血顺，气逆则血逆。忿怒过度则气逆，气逆则血亦逆。气血结逆于脏腑经络，而经于是乎不调矣。

慎斋按：以上六条，序妇人经水不调之由也。妇人以血用事，故病莫先于调经。而经之所以不调者，或本于合非其时，或属于阴阳相胜，或感于风冷外邪，或伤于忧思郁怒。皆足以致经候不调之故，此病机之不可不察者也。

经水不调有先后多少之分

戴复庵曰：妇人每月经水应期而下，不使有余，犹太阴之缺。其有或先或后，或多或少，或欲来先病，或遇来而断续，皆谓之不调，和气饮加香附。

经行先期后期有血热血虚之分

朱丹溪曰：经水先期而至者，血热也，四物加芩、连、香附。后期而至者，血虚也，芎、归、参、术加二陈。

薛立斋按：先期而至，有因脾经血燥，宜加味逍遥散；有因肝经郁滞，宜归脾汤；有因肝经怒火，宜加味小柴胡汤；有因血分有热，宜加味四物汤；有因劳役火动，宜补中汤。如过期而至，有因脾经血虚，宜人参养荣汤；有因肝经血少，宜六味丸。盖血生于脾，故云脾统血。凡血病当用甘苦之剂，以助阳气而生血也。

月经过期不及期为有火无火论

赵养葵曰：经水如不及期而来者，有火也，宜以六味丸滋水，则火自平矣。如不及期而来多者，本方加海螵蛸、柴胡、白芍。如半月或十日而来，且绵延不止，此属气虚，用补中汤。如过期而来者，火衰也，本方加艾叶。如迟而色淡者，本方加桂，此其大略也。其间亦有不及期而无火者，有过期而有火者，多寡不同，不可拘于一定。当察脉之迟数，视禀之虚实强弱，但以滋水为主，随证加减。凡紫与黑色者，多属火旺之甚。亦有虚寒而紫黑者，不可不察脉审证。若淡白，则无火明矣。

月经紫黑属热非寒论

朱丹溪曰：经水者，阴血也。阴必从阳，故其色红，禀火色，血为气之配。气热则热，气寒则寒，气滞则滞，为气之配，因气而行。见有成块者，气之凝也；将行而痛者，气之滞也；来后作痛者，气血俱虚也；错经妄行者，气之乱也。色淡者，虚而有水混之也；紫者，气之热也；黑者，热甚也。今人见紫黑成块作痛，率指为风冷乘之，用温热剂，祸不旋踵。经云：亢则害，承乃制。热甚必兼水化，故热则紫，甚则黑也。且妇人性多忿郁，嗜欲倍加，脏腑厥阳之火，无日不有，非热而何？若以风冷，必须外感，即或有之，亦千百而一二也。

经黑属风寒外乘当辨脉证

叶氏曰：血黑属热，丹溪之论善矣。然有风寒外乘者，十中尝见一二。盖寒主收引，小腹必常冷痛，经行时，或手足厥冷，唇青面白，尺迟或微而虚，或大而无力。热则尺洪数，或实有力，参之脉证为的。

《准绳》按：冷证外邪初感，入经必痛，或不痛者，久则郁而变热。且血寒则凝，既行而紫黑，故非寒也。

经水辨色有气虚血热痰多之分

朱丹溪曰：经水不调，而水色淡白者，气虚也，宜参、术、归、芍、黄芪、香附之属。经水过期，而紫黑成块者，血热而实也，必作痛，宜四物加黄连、香附。经水过多而淡色者，痰多也，二陈加芎、归。

薛立斋按：经水过期而至，有因脾经血虚者，宜人参养荣汤。有因肝经血少者，宜六味丸。有因气虚血弱者，宜八珍汤。

经水辨色用药之法

李氏曰：心主血，故以色红为正，虽不对期，而色正者易调。其色紫者，风也，四物加荆、防、白芷。黑者，热甚也，四物加芩、连、香附。淡白者，虚也，有挟痰停水以混之，芎归汤加参、芪、白芍、香附。有痰者，二陈加芎、归。如烟尘水，如屋漏水者，二陈加秦艽、防风、苍术。如豆汁者，四物加芩、连。或带黄浑浊者，湿痰也。成块作片白不变者，气滞也，四物加香附、胡索、枳壳、陈皮。色变紫黑者，血热也。

慎斋按：以上七条，序经水有先期过期之候，有属热属寒之分，有色黑色淡之辨，凡此皆经候不调之所属也。

经论月水来腹痛属子门有寒

《甲乙经》曰：女子胞中瘕，子门有寒，引髌髀，水道主之。

经行腹痛属风冷客于胞络

陈良甫曰：经来腹痛，由风冷客于胞络冲任，或伤手太阳、手少阴二经，用温经汤加桂枝、桃仁。若忧思气郁而血滞，用桂枝桃仁汤、地黄通经丸。若血结成块，用万病丸。

经行腹痛属寒湿搏于冲任

滑伯仁曰：有经行前脐腹绞痛如刺，寒热交作，下如黑豆汁，两尺沉涩，余皆弦急，此由下焦寒湿之邪搏于冲任。冲为血海，任主胞胎，为妇人之血室。经事来，邪与血争，故作疼痛。寒湿生浊，下如豆汁。宜治下焦，以辛散苦温血药治之。

经行腹痛属于血涩

王海藏曰：经事欲行，脐腹绞痛者，血涩也，宜八物汤加木香、槟榔、胡索、苦楝。

经行腹痛属于气滞

朱丹溪曰：经将行腹痛，属气之滞，用香附、青皮、桃仁、胡索、黄连；又用抑气散、四物加胡索、丹皮、条芩。又曰：经将来，腹中阵痛，乍作乍止者，血热气实也，四物加黄连、丹皮。

经行腹痛宜调气

戴元礼曰：经事来而腹痛，不来腹亦痛，皆血之不调故也。欲调其血，先调其气，四物加香附、吴茱，或和气饮加吴茱，痛甚者，加玄胡索汤。

经行体痛属于血气不足

《产宝百问》曰：经水者，行气血，通阴阳，以荣于身者也。气血盛，阴阳和，则形体通。或外亏卫气之充养，内乏荣血之灌溉，血气不足，故经候欲行，而身体先痛也，趁痛散主之。

经水过后腹痛属于气血两虚

朱丹溪曰：经水过后作痛，是气血俱虚也，宜八珍汤。亦有虚中有热，经后亦作痛，宜逍遥散。亦有经行过后，腹中绵绵走痛者，是血行而气滞，未尽行也，四物加木香。

《准绳》按：经后腹痛为虚，明甚。若脉不数，证不显热，未可断其为热也，八珍为宜。有热，方以逍遥散主之。

慎斋按：以上八条，序经行腹痛，有寒热虚实之分也。主于风冷寒湿者，经文与良甫、伯仁之论是也。主于血涩气滞者，海藏、丹溪之论是也。若经行后腹痛，是有虚无实，有寒无热矣。而丹溪则又兼热与气滞论病机，不可不审。

经行潮热有内伤外感虚实之分

李氏曰：经行潮热有时，为内伤，属于虚；潮热无时，为外感，属于实。虚者大温经汤，实者四物加柴、芩。

经行客热属于体虚外热之加

《大全良方》曰：经行客热者，因体虚而将温过度，外热加之，非脏腑自生，故云客热。其状上焦胸膈之间，虚热、口燥、心烦、手足壮热是也。

经行后发热目暗属血虚

《女科撮要》曰：有经后发热倦怠，两目如帛蔽。夫脾为诸阴之首，目为血脉之宗。此脾伤而五脏皆为失所，不能归于目也。用补中汤、归脾汤，专主脾胃而愈。凡发久者，阳气亦自病，须调补之。

慎斋按：以上三条，序经行有潮热、客热、发热之证也。经行潮热、客热，兼虚实论。若经后发热，则是血脉空虚，阴虚不足，为有虚而无实也。

经行泄泻属于脾虚多湿

汪石山曰：有妇人经行，必先泻二三日，然后经下，诊其脉，皆濡弱，此脾虚也。脾主血，属湿，经水将动，脾血先已流注血海，然后下流为经。脾血既亏，则虚而不能运行其湿，以参苓白术散服之月余，而经行不泻矣。

经行白带属阳虚陷下

缪仲淳曰：有月水过多，白带时下，日轻夜重，泄泻无时，亦属下多亡阴，宜作血虚论治，服四物益甚，始悟此病正合仲景阳生阴长之法。夫经水多，白带时下，又兼泄泻，皆由阳虚陷下而然，命曰阳脱是也。日轻夜重，盖日阳旺，而得健运之职，故血亦无凝滞之患，故日轻；夜则阴旺，而阳不得其任，失其健运之常，血亦随滞，故夜重，以参、术助阳之药服之。

慎斋按：以上二条，序经行有泄泻、白带之兼证也。经行中兼见之证不一，而腹痛、发热、泄泻、白带四证，则常有之。四证见其一，皆足以致经候不调之病，故以此序于月经不调之后。但月经不调，而不加意审治，势必渐至于不月而经闭，有血枯之候。故即以女子不月、经闭、血枯诸论集于下，此序书之原委也，读者不可不知。

经论女子月事不来属于胞脉闭

《素问》曰：月事不来者，胞脉闭也。胞脉者，属心而络于胞中。今气上迫肺，心气不得下通，故月事不来也。

经论女子不月属二阳之病

《素问》曰：二阳之病，发于心脾，有不得隐曲，女子不月。其传为风消，为息贲者，死不治。

慎斋按：以上经论二条，序女子不月，一属于胞脉之闭，一属于二阳之病也。

女子不月属心脾病宜治心火养脾血

张洁古曰：女子月事不来者，先泻心火，血自下也。经云：二阳之病发心脾，有不得隐曲，故女子不月，其传为风消。太仆注曰：大肠、胃热也，心脾受之。心主血，心病则血不流；脾主味，脾病则味不化，味不化则精不足，故其病不能隐曲。脾土已亏，则风邪胜而气愈消。又经云：月事不来者，胞脉闭也。胞脉属于心，络于胞中。今气上迫肺，心气不得下通，故月事不来。先服降心火之剂，后服五补丸、卫生汤，治脾以养其血。

女子不月属肠胃病及于心脾论

王安道曰：二阳，足阳明与手阳明脉也。肠胃有病，心脾受之，发于心脾，犹言延及心脾也。虽然，脾胃为合，胃病而及脾，理固宜矣。大肠与心，本非合也，以大肠而及心，何哉？盖胃为受纳之府，大肠为传化之府。食入于胃，浊气归心，饮入于胃，输精于脾者，以胃之能纳，大肠之能化耳。肠胃既病，则不能受，不能化，心脾何所资？心脾既无所资，则无以运化而生精血，故肠胃有病，心脾受之，则男子为少精，女子为不月。心脾总男女言之，至隐曲不月，方主女子说。

女子不月属胃病不能运化水谷论

马玄台曰：二阳者，足阳明胃脉也，为仓廪之官，主纳水谷，乃不能纳受者，何也？此病由心脾所发耳。正以女子有不得隐曲之事，郁之于心，故心不能生血，血不能养脾。始焉胃有所受，脾不能运化，而继则渐不能纳受，故胃病发于心脾也。由是水谷衰少，无以化精微之气，而血脉遂枯，月事不能时下矣。王注谓肠胃为病，心脾受之。何以谓心脾受肠胃之病？又以心血不流，为女子不月；脾味不化，为男女少精。岂女子无关于脾，而男子无关于心乎？况此节专为女子而发，未论及男子少精之义，学者详推之。

女子不月属胃无生化之原论

张景岳曰：二阳，阳明也，为胃与大肠二经。然大小肠皆属于胃，胃与心，子母也。人之情欲，本以伤心，母伤则害及其子。胃与脾，表里也。人之劳倦，本以伤脾，脏病则连于腑。故凡内而伤精，外而伤形，皆能病及于胃，此二阳之病所以发于心脾也。不得隐曲，阳道病也。夫胃为水谷气血之海，主化荣卫而润宗筋。阴阳总宗筋之会，会于气街，而阳明为之长。然则精血下行，生化之本，惟阳明为最。今化源既病，则阳道外衰，故为不得隐曲。其在女子，当为不月也。

女子不月属心脾少血论

李太素曰：经云：二阳之病发心脾。二阳，指阳明经胃与大肠也。此经乃水谷传化之地，而心与脾实系之。盖胃之下口，通于小肠上口，胃不病，而小肠传化，则心气流通，而邪不归心；大肠不病而传化，则饮食运行而脾不劳力。今二阳既病，则传化不行，心脾焉得不病？故曰病发心脾，则精血不充。盖精、血，一物也，主于心而生于脾。在男子言精不言血，故曰少精而不得隐曲；在女子言血不言精，故曰少血而不月。此心脾受病而然，是月经不调之一端也。

女子不月属气郁不畅论

武叔卿曰：洁古云：泻心火，养脾血，是从本文之义也，愚谓当从隐曲推解。人有隐情曲意，难以舒其衷，则气郁而不畅，不畅则心气不开，脾气不化，水谷日少，不能变化气血，以入二阳之血海。血海无余，所以不月也。传为风消者，阳明主肌肉，血不足则肌肉不荣，有不消瘦乎？风之名，火之化也。故当根不得隐曲上看，乃有本。

女子不月属心脾胃三经受病论

李士材曰：阳明为二阳，胃伤而心脾受病者，何也？脾与胃为夫妻，夫伤则妻亦不利；心与胃为子母，子伤则母亦不免。不得隐曲，阳事病也。胃为水谷气血之海，化荣卫而润宗筋。《厥论》曰：前阴者，宗筋之所聚，太阴阳明之所合。《痿论》曰：阴阳总宗筋之会，而阳明为之长。故胃病则阳事衰也。女子不月者，心主血，脾统血，胃为血气之海，三经病而血闭矣。

慎斋按：以上八条，序女子不月证也。女子不月，自《内经》论二阳之病发心脾，因集洁古以下诸家之论，以发明其经旨。大约均主脾胃立论，独叔卿一条，作气郁解，与诸家有异。

妇人经闭属虚积冷结气

《金匮要略》曰：妇人之病，因虚、积冷、结气为证，经水断绝，至有历年，血寒积结胞门，寒伤经络，三十六病，千变万端。

妇人经闭属风冷客于胞门

齐仲甫曰：妇人月事不来，此因风冷客于胞门，或醉以入房，或因风堕坠惊恐，皆令不通。《病源》云：血得温则宣通，得寒则凝泣。若月水不来，因冷于胃府，或醉入房，则内气耗损，劳伤肝经，或吐衄脱血，使血枯于中也。

妇人月水不通属津液减耗

王子亨曰：妇人月水不通，病本于胃。胃气虚不能消化水谷，使津液不生血气故也。又云：醉以入房，则内气竭绝伤肝，使月水衰少。所以尔者，肝藏血，劳伤过度，血气枯竭于内也。又先吐血，及吐血下血，谓之脱血，名曰血枯，亦月水不来。所以尔者，津液减耗故也。但益津液，其经自下。

慎斋按：以上三条，序妇人经闭，属于积寒风冷，凝泣其血，而月水为之不通也。

妇人经闭属火热有上中下三焦之分

李东垣曰：经闭不行有三，妇人脾胃久虚，形体羸弱。气血俱衰，以致经水断绝。或因劳心，心火上行，月事不来，胞脉闭也。胞脉属心，络胞中，气上迫肺，心气不得下通，故不来，宜安心补血泻火。则经自行。此上焦心肺有热而经不行也。或病中消，胃热善饥渐瘦，津液不生。夫经者，血脉津液所化，津液既绝，为热所烁，肌肉渐瘦，时见燥渴，血海枯竭，名曰血枯经绝，宜泻胃之燥热，补益气血，则经自行。此中焦胃有热结而经不行也。或心包络脉洪数，躁作时见，大便闭，小便难，而经水闭绝，此血海干枯，宜调血脉，除胞络中火邪，则经自行。此下焦胞脉热结而经不行也。

楼全善按：洁古、东垣治妇人血枯经闭之法，皆主于补血泻火。补血用四物之属；泻火，东垣分上中下三焦。如火在上，则得于劳心，治以芩、连及三和之类。火在中，则善食消渴，治以调胃承气之类。火在下，则大小便难，治以玉烛之类。玉烛，四物与调胃承气是也。三和，四物与凉膈是也。

《济阴纲目》按：东垣之论，当有四证。如胃热、胞络热、劳心热三证，皆有余，宜泻火养血是矣。所言脾胃久虚，致经水断绝一证，又当补脾胃为主，岂得舍而勿论？盖水入于经，其血乃生；谷入于胃，脉道乃行。水去荣散，谷消卫亡，况脾统诸经之血，而以久虚之脾胃，致气血俱衰者，可不为之补益乎？即此以分虚实，明是四证无疑，全善乃遗补虚之一证，何也？

慎斋按：经闭主于泻心火，论本洁古。而东垣则以热结分上中下三焦，是月水不下，专以火热为病，药用玉烛、三和为例。夫此方治劳心，心火上行，致胞脉闭塞，月事不来，是实热也。若心虚而热收于内，与心虚而土衰者，二方又未可妄用也。大约妇人经闭，由于阴虚火旺，日渐煎熬，津液干涸，以致血枯经闭，当从赵养葵滋水补肝之法，纯用三和、玉烛殊未尽善。若东垣三证，首言脾胃久虚一段，已见经水断流，俱从脾胃受病。《济阴纲目》议全善之失，尤为有见。

慎斋按：以上一条，序妇人经闭属火邪热结，而经不行也。夫经闭有寒有热，《金匮》三条，主于风冷积寒，东垣、洁古主于火热实结，是皆指有余之客邪为病也。但寒热二证，宜分内伤外感处治。如心火不下降，而三焦热结，此是血衰火旺，阴不足以配阳，故心气不通，热结三焦而经不下，当益阴滋水，以培化源，若用硝、黄、芩、连则失矣。如积冷血寒，凝结胞门，冲任脉寒，而血泣不下，是风冷客邪，乘虚袭人，宜温经散寒，以大辛热之药，导血下行，后用养荣之剂为当也。

妇人经闭属积痰碍滞

朱丹溪曰：有妇人病疟，饮食少，经脉不行。诊其脉，两手并无。时寒月，以虚寒治之，四物加附子、吴茱、神曲丸与之。予思处方殊未当，次早再求诊视，见其起居如常，并无倦怠，惊曰：前药误矣。经不行者，非无血也，为痰所碍而不行也。无脉者，非血衰少而脉绝也，积痰生热，结伏而脉不见尔。当作实热治之，用三花神佑丸，六脉俱出。

妇人经闭属痰塞胞门

朱丹溪曰：有积痰下流于胞门，闭塞不行，用厚朴二陈汤。又有痰多占住血海，因而不下者，痰多血虚，南星、二术、黄连、川芎末丸。有肥人脂满者，导痰汤加川芎、黄连，不用地黄，泥膈故也。

妇人经闭属污血凝滞胞门

楼全善曰：妇人经闭，有污血凝滞胞门，小腹疼痛，有热有寒。如热而经闭者，罗谦甫血极膏，一味大黄为末，醋熬成膏，治妇人干血气，大便利一二行，经血自下，是妇人之仙药也。仲景抵当汤，亦主妇人经水不利。《千金》桃仁煎，治血积月水不行。若寒结污血而不下，云岐红花当归散，治妇人室女经候不行，或积瘀血，腰腹疼痛。

慎斋按：以上三条，序妇人经闭属于积痰污血，而致经水之不行，是有余之实邪为病也，宜导痰逐瘀为主。

女子不月为血滞属心气不通

《内照经》曰：女子不月，血滞病也。原其本，则得之心气不通。故不治其血，而治其心可也。

月事不来属胞脉闭心气不下通

朱丹溪曰：经云：气上迫肺，则心气不得下通，而月事不来。经云：月事不来者，胞脉闭也。

妇人经闭本执着属于血虚气结

《医录补遗》曰：妇人血海满则行，然妇人性情执着，比之男子十倍，虽有虚证宜补，亦当以执着为虑，况月闭一证，大半属血虚气结。

妇人经闭属于肝劳血伤

骆龙吉曰：经云：有病胸胁支满，妨于食，病至则先闻腥臊臭，出清液，先吐血，四肢清，目眩，时时前后血，病名曰血枯。此年少时，因大脱血，或醉而入房，亏损肾肝。盖肝藏血，受天一之气以为滋荣，其经上贯膈，布胁肋。若脱血失精，肝气已伤，肝血枯涸不荣，而胸胁满，妨于食，则肝病传脾，而闻腥臊臭，出清液。若以肝病而肺乘之，则吐血。四肢清，目眩，时时前后血出，皆肝血伤之证也。

妇人经闭属心血亏肾水涸论

虞天民曰：妇人百病，皆自心生。如五志之火一起，则心火亦从而燔灼。经闭不通之证，先因心事不足，心血亏耗，故乏血以归肝，而出纳之用已竭。经曰：母能令子虚，是以脾不磨而食少，所谓二阳之病发心脾者，此也。因食少，故肺气亦失所养，而气滞不行，则无以滋肾阴。况月水全赖肾水施化，肾水既乏，则经水日以干涸。或先或后，淋漓无时，若不早治，渐至闭塞不通，而为劳极之证，不易治也。

妇人经闭属于心事不足思虑伤脾论

徐春甫曰：心属阳而主血，脾裹血以行气。若月经不通，未必不由心事不足，思虑伤脾，有所劳倦，谷气不输，肺金失养，肾水无滋，经血枯涸，以致三五不调，渐致闭绝。虚损内热，骨蒸痨瘵之证作，而率难以治。惟养心则血生，脾健则气布，二者和则气畅血行，而调经之要至矣。

妇人经闭宜审脾胃论

王节斋曰：妇人、女子经脉不行，多有脾胃损伤而致，不可便作经闭死血，轻用通经破血药。凡遇此证，须审其脾胃何如。若因饮食劳倦，损伤脾胃，少食、泄泻、疼痛；或因误服汗下攻克药，伤其中气，以致血少不行，只用健脾胃药，脾旺则生血，而经自行。又有饮食积滞，致损脾胃，亦宜消积补脾。若果脾胃无病，有血块凝滞，方用行血通经之剂。

慎斋按：以上七条，序妇人经闭，属于内伤不足之病也。经闭有心气不通，有血虚气结，有肝伤肾竭，脾伤，皆足致经闭。此为内伤虚证。而与前条风冷寒凝，火邪热结，积痰污血为病者，有余不足，各自不同也。

妇人经闭有血滞血枯之分

李氏曰：妇人以血为主，天真气降，壬癸水合，肾气全盛，血脉流行，尝以三旬一见，以象月盈则亏，故曰月经。经行与产后一般，若其时有余血一点未净，或被风寒、湿热、暑邪，或内伤生冷，七情郁结，为痰为瘀，凝积于中，曰血滞。或经止后，用力太过，入房太甚，及服食燥热，以致火动，则邪气盛而津液衰，曰血枯。

妇人经闭血滞血枯有诸变证

陈良甫曰：经后被惊，则血气错乱妄行，逆于上则从口鼻出；逆于身则血水相搏，变为水肿。恚怒则气血逆于腰腿、心腹、背胁、手足之间，重痛，经行则发，过期则止。怒极伤肝，则有眩晕、呕血、瘰疬、血风、疮疡等病，加之经血渗漏，遂成窍血生疮，淋漓不断。湿热相搏，为崩带，血结于内，变瘕痕。凡此变证百出，不过血滞与血枯而已。重则经闭不通，轻则经水不调，不止虚与热二者也。

经闭血滞血枯有虚热痰气之四证

叶以潜曰：血滞血枯，不越虚热痰气四证而已。血滞亦有虚热，血枯亦有虚热。故滞者不宜过于宣通，通后又须养血益阴，使津血流通，血枯亦不可峻行补益，恐本主无力，而辛热之剂反燥精血矣。

经闭血枯与血隔之证不同论

张景岳曰：肝病血伤证与血隔相似，皆经闭不通之候。然枯之与隔，有如冰炭。枯者竭也，血虚极矣。隔者，隔阻也。血本不虚，而或气或寒或积，有所逆也。隔者，病发于暂，其证或痛或实，通之则行而愈。若枯者，其来也渐，冲任内竭，其证无形。夫血既枯矣，宜补养阴气，使血自充。如用桃、红、硝、黄、棱、蓬，反加克伐，则枯者愈枯，毙可立俟也。

经闭血滞宜破血枯宜补论

陈良甫曰：血滞经闭宜破者，原因饮食毒热，或暴怒凝瘀积瘀，直须大黄、干漆之类推陈致新，俾旧血消而新血生也。若气旺血枯，起于劳役忧思，自宜温和滋补，或兼有痰火湿热，尤宜清之凉之。每以肉桂为佐者，热则血行也。但不可纯用峻药，以亏阴道。调和饮食，自然血气流通。苟不务充养气血，惟以毒药攻之，是求千金于乞丐，必死而后已也。

慎斋按：以上五条，序妇人经闭有血滞、血枯二证之辨也。血滞为有余，有余者宜泻，即前条《金匮》以下所论风冷、火热、积痰、污血，所感而成也。血枯者，为不足，不足者宜补，即前条《内照》以下，所论心气不足，血虚肝伤，脾衰肾涸，以渐而致也。滞与枯之因，不外此数端，而调经者，可以类通之矣。

室女经来复断为避年

王叔和曰：有妇人将一女子年十五来诊，言十四时，经水自下，今经反断，何也？师曰：若是妇人亲女，必夫人年十四时，亦以经水下，所以断，此为避年，后当自下。此真气犹怯，禀赋素弱而然也。宜固天元真气，使水升火降，则五脏自和，而经脉自通矣。

室女月水不通属任脉为风寒所搏

《圣济总录》曰：女子二七天癸至，任脉通，月事以时下。若禀受不足，或任脉为风寒所搏，致令风气凝结，不能应时而下，经久不治，则致劳疾。不可行破血猛性之药，宜通心气，行荣卫，滑经络。

室女经脉断续为血脉未充

戴复庵曰：有少女，经脉已行一二次，复至一二年又不行，或有四季一行，或有三五复至，此本血脉柔弱未充，故经脉断续，宜顺气养血，气血旺自通，勿攻之。

室女经闭成劳属于积想过度

寇宗奭曰：人生以气血为本，人病未有不先伤气血者。若室女、童男积想过度，多致劳损，男子则神色消散，女子则月水先闭。盖忧愁思虑，则心伤而血竭，且心病则不能养脾，故不嗜食；脾虚则金亏，故发嗽；肾水绝则木气不荣，而四肢干痿，故多怒。不可用青蒿、虻虫等凉血行血，宜柏子仁丸、泽兰汤，益阴血以制虚火也。

室女经闭成劳属于饮食不节

《产宝》曰：经脉不通日久，此非细事，实为重病。若是室女，初因贪食酸咸之物，遂致血脉干涸，变成劳疾。

室女经闭为死候

危氏曰：女子二七天癸至，七七天癸竭。行早，性机巧。行迟，性鲁钝。通行则阴阳和合，始能有子。若年十四至二十岁不行，命如风烛，朝不保暮，有病发则死。间有不死，百无一二，亦一生多病。然有四季行，有一年一次者，或一生不循经度而行者，晚年有癖疾则难治。

慎斋按：以上六条，是序室女经闭之证也。室女经闭，与妇人经闭不同。室女经闭，非先天元气弱，血气未充，即是欲男子不得，所愿不遂，思虑伤心，郁抑伤肝，以致月水闭而成病。故凡寡妇、师尼犯经闭者，当与此同法，惜前人未之论及也。

妇人天癸过期不止属血有余

许叔微曰：妇人天癸已过期，经脉不匀，或三月四月不至，或一月再至，腰腹疼痛。经云：七损八益，谓女子七数尽，而经不依时者，血有余也，不可止之，但令得依时，不腰痛为善，宜服当归散。

妇人经水当止不止属邪气攻冲

《产宝百问》曰：男子生于寅，寅属木，阳中有阴，故男子得八数。女子生于申，申属金，阴中有阳，故女子得七数。男以气为主，八八则卦数已尽，尽则阳精痿；女以血为主，七七则卦数已终，终则经水绝，冲任虚衰，天癸绝，而地道不通而无子。或劳伤过度，喜怒不时，经脉衰微之际，又为邪气攻冲，则当止不止而复下。

妇人年过期经行属败血

李时珍曰：妇人年过五十，而经行不止者，作败血论。又妇人四十九后，天癸当止不止，每月却行，或过多，用条芩二两，醋浸七日，炙干，又浸七次，为末，醋丸，空心温酒下，名芩心丸。

慎斋按：以上三条，序妇人天癸过期，而有经行之病也。一主于有余，一主于邪伤，一主于败血，败血即属崩漏，当以人之禀赋强弱参之。

妇人月水不断属冲任气虚

《圣济总录》曰：女人以冲任二经为经脉之海。手太阳小肠之经与手少阴心经，此二经相为表里，主下为月水。若劳伤经脉，则冲任气虚，冲任既虚，则不能制其气血，故令月事来而不断也。

妇人月水不断属外邪客于胞内

陈良甫曰：妇人月水不断，淋漓腹痛，或因劳损气血而伤冲任，或因经行而合阴阳，以致外邪客于胞内，滞于血海故也。若气虚不能摄血，但养元气，病邪自愈。攻其邪，则元气反伤矣。

慎斋按：以上二条，序妇人月水宜止而不止也。妇人经行，每月一至，如潮之来，故曰月信。若每月既至，或三日，或四五日即应止。而淋漓不断，非冲任气虚，不能约制，为内伤不足，即劳伤气血，外邪客胞而外感有余。有余不足，当参以人之强弱也。

妇人经水清血为居经

王叔和曰：妇人年五十数，一朝而清血，二三日不止，何以治之？师曰：此妇人前绝生，经水不止，今反清血，此为居经，不须治，当自止。经水下常五日者，五日愈。

妇人经水三月一来名居经

王叔和曰：脉微，血气俱虚，年少者，亡血也，乳子下利为可，否者，此为居经，三月一来。师曰：寸口脉微而涩，微则卫气不足，涩则血气无余。卫不足，其息短，其形躁；血不足，其形逆；荣卫俱虚，语言谬误。趺阳脉浮而涩，涩则胃气虚，虚则短气，咽燥而口苦，胃气涩则失液；少阴脉微而迟，微则无精，迟则阴中寒，涩则血不来。此为居经，三月一来。

妇人月水行期有不一候

李时珍曰：女子，阴类也，以血为主。其血上应太阴，下应海潮。月有盈亏，潮有朝夕，月事一行，与之相符，故谓之月水、月信、月经。经者，常也；天癸者，天一生水也。邪术家谓之红铅，谬名也。女人之经，一月一行，其常也；或先或后，或通或塞，其病也。有行期只吐血、衄血，或眼耳出血，是谓倒经逆行；有三月一行者，是谓居经；有一年一行，是谓避年；有一生不行而受胎者，是谓暗经；有受胎之后，月月行经而产子者，是谓胎盛，俗名垢胎；有受胎数月，血忽大下，而胎不陨者，是谓漏胎。此虽以气血有余不足言，而亦异常矣。

慎斋按：以上三条，序妇人经行不一也。妇人经水，一月一行，其常也。而外则有居经、有避年、有倒经、有暗经、有垢胎、有漏胎之证，凡此皆经候不调之故也。

妇人月水不通有因诸证所致

《圣济总录》曰：妇人月水不通，所致不一。有气不化血微不通；有先期太过，后期不通；有大病后热燥不通；有凝寒结滞不通，有积聚气结不通；有心气抑滞不通。凡此所受不同，治之亦异。女人假血为本，以气为用，血气稽留，则涩而不行。其为病，或寒或热，或脐腹坚痛，或肌肉消瘦，久不治，则为劳瘵之证。

妇人月水不调成病

《产宝方》曰：大率治病，先论其所主。男子调其气，女子调其血。气血，人之神也，不可不谨调护之。然妇人以血为本，气血宣行，其神自清。所谓血室不蓄，则气血凝结，而木火相刑。月水如期，谓之月信。其血不来，则因风热伤于经血，故血不通；或外感风寒，内受邪热，脾胃虚弱，不能饮食。食既不充，营卫抑遏，肌肤黄燥，面无光泽，时发寒热，腹胀作痛，难于子息。子藏冷热，久而劳损，必挟带下，便多淋沥，忽致崩漏。经云：腹中如块，忽聚忽散，其病为瘕；血涸不流，而搏腹胀，时作寒热，此乃成瘕。或先后期，虽通而或多或少，究病之原，盖本于此。

妇人月经不行成诸病

叶以潜曰：妇人经病，内因忧思忿怒，郁结不行；外因饮冷形寒，恶露凝滞，此不调不通，作痛发热所由也。治者调其气而破其血，开其郁而补其虚，凉血清热。治血病以行气为先，香附之类是也。热则流通，寒则坚凝，须以热药为佐，肉桂是也。又有月经不行，四肢发肿者，属瘀血渗入脾经也，宜辛温以导之。又有月经上行口鼻者，是火载血上，气之乱也，四物加栀子、黄连、丹皮、犀角。

慎斋按：以上三条，序妇人经不行致病也。妇人有因病而致经不调者，有因经不调而致诸病者，皆宜分别详审处治。

妇人经来行房成癫疾

王叔和曰：问曰：妇人病如癫疾、郁冒，一日二十余发。师脉之，反言带下，皆如师言。其脉何类，何以别之？师曰：寸口脉濡而紧，濡则阳气微，紧则荣中寒。阳微，卫气虚，血竭凝寒，阴阳不和，邪气合于荣卫。疾起年少时，经来以合房室，移时过度，精感命门开，经下血则虚，虚则百脉皆张，中极感阳动，微风激成寒，因虚合于荣卫。冷积于丹田，发动上冲，奔在胸膈，津液掩口，涎唾溢出胃，眩冒状如厥，气冲髀里热。粗医名为癫，灸之因大剧。

妇人月水行房病伏梁

陈藏器曰：一犯月水行房，精血相射，入于任脉，留于胞中，以致小腹结病，病如伏梁，水溺频涩，是名积精。妇人闺房有三禁，此其一也。

妇人经来交合成经漏

《原病集》曰：有妇人月经来时，交合阴阳，致伤血络，多成经漏淋漓，俗云血沙淋是也。治当调和血气，使脏腑和平，经自止矣。

慎斋按：以上三条，序妇人经行而交合，致有癫冒、伏梁、经漏之三证也。凡妇人经行，血海净尽而交合，则精凝血聚，可以成胎。若经适来，而不禁房室，则败血不出，积精相射，致有诸证。此人之最易犯者，医者审察病机，不可不晓。

慎斋按：以上自褚侍中"合之非时"一论至此，其条序分十七段，皆属经候不调之故，以下始序治调经之大法。

调经莫先于去病论

李氏曰：妇人月水循环，纤痾不作而有子。若兼潮热腹痛，重则咳嗽汗呕，或泻，有潮汗，则血愈消耗。有汗咳呕，则气从上行，泻则津偏于后，痛则积结于中，是以必先去病，而后可以滋血调经。就中潮热疼痛，尤为妇人常病。盖血滞积入骨髓，便为骨蒸。血滞积瘀，与日生新血相搏，则为疼痛；血枯不能滋养百骸，则蒸热于内；血枯，胞络火盛，或挟痰气、食积、寒冷则为疼痛。凡此诸病，皆阻经候不调，必先去其病，而后可以调经也。

经候不调不通有分因详证治病之法论

方氏曰：妇人经病，有月候不调者，有月候不通者。然不调不通中，有兼疼痛者，有兼发热者，此分而为四也。细详之，不调中，有趱前者，有退后者。趱前为热，退后为虚。不通中，有血枯者，有血滞者。血滞宜破，血枯宜补也。疼痛中，有常时作痛者，有经前经后作痛者。常时与经前为血积，经后为血虚也。发热中，有常时发热者，有经行发热者。常时为血虚有积，经行为血虚而有热也。是四者之中，又分为八矣。人之气血周流，忽有忧思忿怒，则郁结不行；经前产后，忽遇饮冷形寒，则恶露不尽。此经候不调不通，作痛发热所由作也。大抵气行血行，气止血止，故治血病，以行气为先，香附之类是也。热则流通，寒则凝塞，故治血病以热药为佐，肉桂之类是也。

慎斋按：妇人有先病而后致经不调者，有因经不调而生诸病者。如先因病而后经不调，当先治病，病去则经自调；若因经不调而后生病，当先调经，经调则病自除。李氏一论，可谓调经之要，然偏而不全，予故补其未尽之旨。若方氏分因详证，诚得统论调经大法。

调经莫先以顺气为主论

《济生方》曰：经云：百病皆生于气。有七气，有九气。喜怒忧思悲恐惊，七气也；益之以寒热，为九气。气之为病，男子妇人皆有之，惟妇人之气为尤甚。盖人身血随气行，气一滞，则血为气并。或月事不调，心腹作痛；或月事将行，预先作痛；或月事已行，淋漓不断；或作寒热，或为癥瘕；或疼痛连腰胁，或引背膂，上下攻刺，吐逆不食，肌肉消瘦。非特不能受孕，久不治，转为痨瘵者多。是皆气之为病也。故调经养血，莫先以顺气为主。

调经养血莫先于调气论

汪石山曰：妇人属阴，以血为本。但人肖天地，阴常不足。妇人加乳哺月经之耗，是以妇人血病者多。夫月经者，津液血脉所成。苟荣卫和，经候自然应期，如月之盈亏，不失常度，故曰月经。苟气血一忤，则或先或后，多寡不匀，或闭绝不行而百病生，必须分因而治。如真水亏败，阳火内炽，血海枯竭，经绝不通者，宜补养阴血，则经自行；如寒客胞门，子户凝泣，血不通，为癥瘕之候者，宜散寒逐瘀，则经自行。但血乃气之配，其升降寒热虚实，一从乎气。是以气热则血热而色紫，气寒则血寒而色凝，气升则血逆而上出，气陷则血随而下崩。此调经莫先于养血，养血莫先于调气也。

调经以开郁行气为主论

方约之曰：妇人以血用事，气行则无病。故古人治妇人病，多用香附、砂仁、木香、青皮、枳壳者，行气故也。凡妇人病，多是气血郁结，故治以开郁行气为主。郁开气行，而月候自调，诸病自瘳矣。

调经不可专耗其气论

叶以潜曰：女子经候不调，多主耗气益血之说。但血为气配，气热则热，气寒则寒，气升则升，气降则降，气行则行，气滞则滞。如果郁火气盛于血，而致经不调者，方可单用香附丸、抑气散加木香、槟榔，以开郁行气。若气乱则调，气冷则温，气虚则补，男女一般，阳生则阴长，气衰则血亦弱，岂可专耗其气？但其间有夫妇不和，婢妾志不得伸，常有郁气而致经水不调，又当审顺逆以治之而已。

调经不可耗气宜养心实脾论

罗周彦曰：妇人得阴柔之体，以血为本。阴血如水之行地，阳气若风之旋天。故风行则水动，阳畅则血调，此自然之理也。考古方耗气以调其经，夫太冲者，气也；任脉者，血也。气升则升，气降则降，血随气行。若独耗其气，血无所施，正气既虚，邪气必胜，而百病生焉，经安得调乎？况心生血，脾统之，胃为卫之元，养其心则血生，实其脾则血足。气胜则血行，安可独耗其气？此调经之至要也。行经之时，当戒暴怒，怒则损其冲任；远房室，多欲则伤其血海。一有抑郁，宿血必停，走于腰胁，注于腿膝，遇新血相搏，则疼痛不已；散于四肢，则麻木不仁；入于血室，则寒热不定。皆四气七情之所致也。

慎斋按：以上五条，序调经之法，莫先于顺气开郁，而顺气开郁，则又戒不可专耗其气。当以实脾养心，为调经之要法也。经云：百病皆生于气，而于妇人为尤甚。妇人之病，先于经候不调。但妇人以血用事，经水虽属血病，若竟从血分求疗，未得病机之要者也。若从气分求责而调经，知所本矣。

调经不可误药当养气益血论

初虞世曰：女子十四天癸至，任脉通，月事以时下，其来不可过与不及、多与少，反此皆谓之病。不行尤甚，百病生焉。血既不能滋养百体，则发落面黄身羸。血虚则发热，而水不足则燥气燔；燥气燔则金受邪，金受邪则肺家嗽；嗽则咳血、吐血之病成矣。医见经不行，用虻虫、水蛭行血药，见热则用除热诸寒药，经水枯竭，无以滋养，其能行乎？但服养气益血诸药，天癸自行也。又有一种妇人盛实，月经瘀闭，利之则行，自有证候。

调经以滋水为主不须补血论

赵养葵曰：或问：论调经以滋水为主，不须补血，何也？曰：经云：女子二七而肾气盛，齿更发长，天癸至，任脉通，太冲脉盛，月事以时下。天者，天一之真；癸者，壬癸之水。月者，水之精。以一月而盈，盈则昃。女人经水，一月以时而下，能有子。不以时下，或过期，或不及，皆为病。病则不能有子，所以必须调经，调经必须滋水为主。又问曰：同一红色，非血而何？曰：女人系胞之所，而养经之处，养之一月而行，行则虚矣。以时交感，以虚而受。人若有孕，此水即以养胎，不月矣。一生子，此水即化为乳而不月。乳之色白也，何谓血乎？至四十九而天癸绝，其所绝者，天癸水也。其流行之血，不见其亏，故不须四物汤补血，必以六味丸滋水。滋水必兼补血，补血兼不得滋水，何也？盖血乃后天饮食入胃，游溢精气而成，以为流行之用。若经水乃冲任所主，人身中有奇经八脉，俱属肾经无形之脉。其冲任者，奇经之二。其脉起胞中，为经脉之海，与手太阳、手少阴为表里，上为乳汁，下为月水。女人独禀此水，以为生生之源，与男子二八之精同气，从天一之源而来。精则一月而满，满则溢，似血而实非血也。

调经滋水必兼养火论

赵养葵曰：冲任起于胞中，男子藏精，女子系胞，其间又恃一点命门之火，为之主宰。火旺则红，火衰则淡，火太旺则紫，火太衰则白，所以滋水更当养火。甚有干涸不通者，虽曰火盛之极，亦不宜以苦寒之药降火。只宜大补其水，从天一之源以养之使满，满则溢。万无有毒药可通之理，此调经之法类如此。

慎斋按：以上三条，序调经莫如养血，而养血莫如滋水养火。此赵氏《邯郸遗稿》独发前人所未发也。

调经以大补脾胃为主论

陈良甫曰：妇人以血为主，脾胃虚弱，不能饮食，荣卫不足，月经不行，寒热腹痛，或崩带证，皆脾胃不足所生病。故妇人月水不通，或因劳役过度，或因失血，伤损肝脾，但滋化源，其经自通。若小便不利，苦头眩，腰背痛，足寒时痛，久久血结于内，变为癥瘕。若血水相并，脾胃虚弱，壅滞不通，变为水肿。若脾气衰弱，不能制水，水渍肌肉，变为肿满。当益其津液，大补脾胃为主。

调经必审脾气生化之源论

武叔卿曰：脾气化液而生血，即水入于经，其血乃生之意。此荣出中焦也，故曰生化之源。心统血者，脾气化液入心而变为血。故虽心之所主，亦赖脾气化生。此妇人经血不调，必审脾气化生之源，而健脾为调经之要也。

调经宜补养脾胃为先论

何松庵曰：乾道成男，坤道成女。女以坤道用事，故治妇人以阴血为主。女子二七天癸至，阴气盛，盛则溢泄，此自然之理也。若禀[①]性旺，则不及二七而至，弱则逾二七而至。凡治此证，当察脾胃何如。如女子月事不调，因脾胃伤损，不能生血所致，须以补养脾胃为先。脾旺则能统血，而经自行。切不可遽用攻克之剂，伤其中气，则愈不调矣。

慎斋按：以上三条，序调经以补养脾胃为大法也。赵养葵二条，调经主于滋水，是补先天真一之源也。陈良甫以下三条，调经主于补土，是培后天元气之本也。固肾扶脾，此为调经要道，学者审之。

---

① 禀：底本作"热"，文义不符。据清乾隆四十六年（1781）湖郡有鸿斋本改。

治女子经脉不行有三法

杨仁斋曰：女子经脉不行有三。一则血气盛实，经络遏闭，其脉滑实，治当通经疏利；一则风冷外伤，七情内贼，以致经络痹滞，其脉浮涩，治之当解风散冷，去瘀涤热；一则形体憔悴，经络涸竭，其脉虚弱。治当滋养气血。

慎斋按：以上一条，序调经之法，兼有余不足，外感内伤处治。

女子经行宜谨

陈良甫曰：女子二七而天癸至，经血渐盈，应时而下，名曰月信。若遇经行，最宜谨慎，否则与产后证相类。若被惊怒劳役，则血气错乱，经脉不行，多致痨瘵等证。若逆于头面肢体之间，则重痛不宁。若怒气伤肝，则头晕胁痛，呕血瘰疬。若经血内渗，则窍穴淋沥。凡此六淫外侵，变证百出，犯时微若秋毫，成患重于泰山，可不畏哉？

女子病临医宜自说

孙真人曰：凡女子十四以上，则有月事。月事来时，得风冷湿热、四时之病相协者，皆自说之。不尔，与治误相触，动更增困，处方者亦应问之。

看妇人病先问经期

寇宗奭曰：凡看妇人病，入门先问经期。

妇人室女诸病须问经事

彭用光曰：凡妇人室女病伤寒，及诸寒热气滞，须问经事若何。

治病妇当先问娠

张戴人曰：凡治病妇，当先问娠，不可仓猝。凡看妇人病脉，不可纯用破气行血之药，恐有娠在疑似间也。

治妇人病令宽思虑

葛仙翁曰：凡治妇人诸病，兼治忧恚，令宽其思虑，则病无不愈。

慎斋按：以上六条，序女子经行宜谨，不可轻忽，以致成病。而并戒医者治妇人之病，不可不问经问娠为要也。若病者讳而不言，医者略而不问，势必处治乖方，两致其误，可不戒哉？

妇人之病源难疗

《千金方》曰：妇人之病，比之男子十倍难疗。经言妇人者，众阴所聚，常与湿居，十四以上，阴气浮溢，百想经心，内伤五脏，月水去留，前后交互，瘀血停凝，中道断绝，其中伤堕，不可具论。或便利于悬厕之上，风从下入，便成十二痼疾。妇人所以别立方也。然女人嗜欲多于丈夫，感病倍于男子，加以爱憎嫉妒，所以为病根深，疗之难瘥也。

慎斋按：以上一条，序妇人病之难疗也。

妇人月水不利之脉

《脉经》曰：尺脉滑，血气实，妇人经脉不利。尺脉来而断绝者，月水不利。寸关如故，尺脉绝不至者，月水不利，当患少腹痛。肝脉沉，月水不利，主腰腹痛。

卷二 嗣育门

经论男女有子本于肾气之盛实

《素问》曰：女子七岁，肾气盛，齿更发长；二七而天癸至，任脉通，太冲脉盛，月事以时下，故有子；七七任脉虚，太冲脉衰少，天癸竭，地道不通，故形坏而无子。丈夫八岁，肾气实，齿更发长；二八肾气盛，天癸至，精气溢泻，阴阳和，故能有子；八八则齿发去，五脏皆衰，筋骨懈惰，天癸尽矣，故发鬓白，身怯，行步不正而无子。

慎斋按：以上经论一条，序男女有子，本于天癸至，而肾气盛实之候也。昔人论种子，必先调经。故妇人调经一门之后，即继以嗣育之道。若《良方》与《济阴纲目》，序调经经闭证后，遂编入妇人血崩带下，与中风诸疾，未免序次不伦矣。

合男女必当其年欲阴阳之完实

褚澄曰：合男女必当其年，男虽十六而精通，必三十而娶；女虽十四而天癸至，必二十而嫁。皆欲阴阳完实，然后交而孕，孕而育，育而为子坚壮强寿。今未笄之女，天癸始至，已近男色，阴气早泄，未完而伤，未实而动，是以交而不孕，孕而不育，育而子脆不寿。

求子在阴阳之形气寓论

《圣济经》曰：天地者，形之大也。阴阳者，气之大也。惟形与气，相资而立，未始偏废。男女媾精，万物化生，天地阴阳之形气寓焉。语七八之数，七，少阳也；八，少阴也，相感而流通。故女子二七天癸至，男子二八而精通，则以阴阳交合而兆始故也。

求子须知先天之气论

胡孝曰：男女交媾，其凝结成胎者，虽不离精血，犹为后天滓质之物，而一点先天之气，萌于情欲之感者，妙合于其间。朱子所谓禀于有子之初，《悟真篇》所谓生身受气初者是也。医之上工，因人无子，语男则主于精，语女则主于血。著论立方，男子以补肾为要，女子以调经为先。又参以补气行气之说，察其脉络，究其盈亏，审而治之，然后一举可孕也。

求子之脉贵和平论

陈楚良曰：人身气血，各有虚实寒热之异，惟察脉可知。舍脉而独言药者，妄也。脉不宜太过而数，数则为热；不宜不及而迟，迟则为寒；不宜太有力而实，实者正气虚，而火邪乘之以实也。治法当散郁以伐其邪，邪去而后正可补。不宜太无力而虚，虚乃气血虚也。治法当补其气血。又有女子气多血少，寒热不调，月水违期，皆当诊脉，而以活法治之。务使夫妇之脉和平有力，交合有期，不妄用药，乃能生子也。

慎斋按：以上四条，序嗣育之道，必阴阳完实，形气相资，兆始于先天有生之初，而再诊以脉之和平，始可有子也。

种子必保养心肾二脏论

王宇泰曰：严冬之后，必有阳春。是知天地之间，不收敛则不能发生，自然之理也。今人既昧收藏之理，纵欲竭精，以耗真气，及其无子，既云血冷，又谓精寒，燥热之剂投而真阴益耗矣。安得而有子？大抵无子之故，不独在女，亦多由男。房劳过度，施泄过多，精清如水，或冷如冰，及思虑无穷，皆难有子。盖心主神，有所思则心驰于外，致君火伤而不能降。肾主智，有所劳则智乱于中，俾肾亏而不能升，上下不交，水火不媾，而能生育者无有也。

种子有聚精之道五论

袁了凡曰：聚精之道，一曰寡欲，二曰节劳，三曰息怒，四曰戒酒，五曰慎味。肾为精之府，凡男女交接，必扰其肾。肾动则精血随之而流，外虽不泄，精已离宫。未能坚忍者，必有真精数点随阳痿而溢出，此其验也。故贵乎寡欲。精成于血，不独房室之交，损吾之精。凡日用损血之事，皆当深戒。如目劳于视，则血于视耗；耳劳于听，则血以听耗；心劳于思，血以思耗。随事节之，则血得其养，而与日俱积矣。故贵乎节劳。

主闭藏者，肾也；司疏泄者，肝也。二脏皆有相火，其系上属于心。心，君火也。怒则伤肝而相火动，动则疏泄用事，闭藏不得其职，虽不交合，亦暗流潜耗矣。故贵乎息怒。人身之血，各归其舍则常凝，酒能动血，人饮酒则面赤，手足俱红，是扰其血也。血气既衰之人，数月无房事，精始厚而可用。使一夜大醉，精随薄矣。故宜戒酒。经云：精不足，补之以味。浓郁之味不能生精，惟恬淡者能补精耳。盖万物皆有真味，调和胜，真味衰矣。不论腥素，淡煮得法，自有一段冲和恬淡之气，益人肠胃。《洪范》论味，而曰稼穑作甘。世物惟五谷得味之正，但能淡食谷味，最能养精。如煮粥饭中，有厚汁滚作一团者，此米之精液所聚，食之最能生精，故宜慎味。

种子之道有四

王宇泰曰：种子之道有四，一曰择地。地者，母血是也。二曰养种。种者，父精是也。三曰乘时。时者，精血交感之会是也。四曰投虚。虚者，去旧生新之初是也。

种子必知氤氲之时候

袁了凡曰：天地生物，必有氤氲之时；万物化生，必有乐育之候。猫犬至微，将受娠也，其雌必狂呼而奔跳，以氤氲乐育之气，触之不能自止耳。此天然之节候，生化之真机也。凡妇人一月经行一度，必有一日氤氲之候，于一时辰间，气蒸而热，昏而闷，有欲交接不可忍之状，此的候也。此时逆而取之，则成丹；顺而施之，则成胎矣。

慎斋按：以上四条，序种子之道，有保养、聚精、乘时之法也。夫保养、聚精、乘时之法，在男子之调摄。然亦有男子尽其法，而终身不育者，其咎不在男子之不得其法，而在女子之必有其故也。故以妇人不孕，序之于后。

妇人无子属冲任不足肾气虚寒

《圣济总录》曰：妇人所以无子，由冲任不足，肾气虚寒故也。《内经》谓：女子二七天癸至，任脉通，太冲脉盛，阴阳和，故能有子。若冲任不足，肾气虚寒，不能系胞，故令无子。亦有本于夫病妇疢者，当原所因调之。

妇人不孕属风寒袭于子宫

缪仲淳曰：女子系胞于肾及心胞络，皆阴脏也。虚则风寒乘袭子宫，则绝孕无子。非得温暖药，则无以去风寒而资化育之妙。惟用辛温剂，加引经至下焦，走肾及心胞，散风寒，暖子宫为要也。

妇人不孕属冲任伏热真阴不足

朱丹溪曰：妇人久无子者，冲任脉中伏热也。夫不孕由于血少，血少则热，其原必起于真阴不足。真阴不足则阳胜而内热，内热则荣血枯，故不孕。益阴除热则血旺易孕矣。《脉诀》曰：血旺易胎，气旺难孕是也。

妇人不孕属阴虚火旺不能摄精血

缪仲淳曰：女子血海虚寒而不孕者，诚用暖药。但妇人不孕，亦有阴虚火旺，不能摄受精血，又不可纯用辛温药矣。

妇人不孕属血少不能摄精

朱丹溪曰：人之育胎，阳精之施也，阴血能摄之。精成其子，血成其胞，胎孕乃成。今妇人无子，率由血少不足以摄精也。血少固非一端，然欲得子者，必须补其精血，使无亏欠，乃可成胎孕。若泛用秦桂丸之剂熏炙脏腑，血气沸腾，祸不旋踵矣。又曰：瘦弱妇人性躁多火，经水不调，不能成胎，以子宫干涩无血，不能摄受精血故也。益水养阴，宜大五补丸、增损三才丸加减，以养血主之。东垣有六味丸，补妇人有[①]阴血不足无子，服之能胎孕。

妇人不孕戒服秦桂丸热药论

朱丹溪曰：无子之因多起于妇人，医者不求其因起于何处，遍阅古方，惟秦桂丸，用温热药，人甘受燔灼之祸而不悔，何也？或曰：春气温和则万物发生，冬气寒冽则万物消陨，非秦桂温热，何以得子脏温暖成胎？予曰：妇人和平则乐有子。和则气血匀，平则阴阳不争。今服此药，经血必紫黑，渐成衰少，

———————
① 有：底本脱，据清乾隆四十六年（1781）湖郡有鸿斋本补。

始则饮食渐进，久则口苦而干，阴阳不平，血气不和，病反蜂起，以秦桂丸耗损真阴故也，戒之。

按：秦桂丸为妇人子宫虚寒积冷不孕者设。若血虚火旺，真阴不足，不能摄精者服之，则阴血反耗，而燥热助邪矣。

慎斋按：以上六条，序妇人不孕有虚寒、伏热、肾虚、血少，为不足之病也。

妇人不孕属于实痰

张子和曰：有妇人年三十四，梦与鬼交，及见神堂阴司，舟楫桥梁，如此一十五年，竟无妊娠。此阳火盛于上，阴水盛于下。见鬼神者，阴之灵；神堂者，阴之所；舟楫桥梁，水之用。两手寸脉皆沉而伏，知胸中有实痰也。凡三涌、三泄、三汗，不旬日而无梦，一月而有娠。

妇人不孕属脂膜闭塞子宫

朱丹溪曰：妇人肥盛者，多不能孕育，以身中有脂膜闭塞子宫，致经事不行。瘦弱妇人不能孕育，以子宫无血，精气不聚故也。肥人无子，宜先服二陈汤，四物去生地，加香附，久服之。丸更妙。

妇人不孕属湿痰闭子宫

朱丹溪曰：肥盛妇人，禀受甚厚，恣于酒食，经水不调，不能成孕，以躯脂满溢，湿痰闭塞子宫故也。宜燥湿、去痰、行气，二陈加木香、二术、香附、芎、归，或导痰汤。

妇人不孕属于积血

陈良甫曰：妇人有全不产育，及二三十年断绝者，荡胞汤主之，日三服，夜一服，温覆汗。必下积血及冷赤脓，如豆汁，力弱大困者，一二服止。

妇人不孕分肥瘦有痰与火之别

何松庵曰：有肥白妇人不能成胎者，或痰滞血海，子宫虚冷，不能摄精，尺脉沉滑而迟者，当温其子宫，补中气，消痰为主。有瘦弱妇人不能成胎者，或内热多火，子宫血枯，不能凝精，尺脉洪数而浮者，当滋阴降火，顺气养血为主。

慎斋按：以上五条，序妇人不孕，有痰饮、积血、脂膜，为实邪有余之病也。

妇人不孕病情不一论

薛立斋曰：妇人不孕，亦有六淫七情之邪伤冲任。或宿疾淹留，传遗脏腑，或子宫虚冷，或气旺血衰，或血中伏热。又有脾胃虚损，不能荣养冲任。更当审男子形质何如，有肾虚精弱，不能融育成胎；有禀赋原弱，气血虚损；有嗜欲无度，阴精衰惫，各当求原而治。至大要则当审男女尺脉，若右尺脉细，或虚大无力，用八味丸；左尺洪大，按之无力，用六味丸；两尺俱微细，或浮大，用十补丸。若误用辛热燥血，不惟无益，反受其害矣。

慎斋按：以上一条，序不孕之理，兼男女病情而论之也。

成胎以精血先后分男女

《褚氏遗书》曰：男女之合，二情交畅，阴血先至，阳精后充，血开裹精，精入为骨而男形成。阳精先入，阴血后参，精开裹血，血入居本而女形成。

成胎以左右阴阳之气动分男女

《圣济经》曰：天之德，地之气，阴阳至和，流薄一体。因气而左动则属阳，阳资之则成男；因气而右动则属阴，阴资之则成女。

《易》称：乾道成男，坤道成女。此男女之别也。

成胎以日数精血之胜分男女

李东垣曰：经水断后一二日，血海始净，精胜其血，感者成男。四五日后，血脉已旺，精不胜血，感者成女。至六七日后，虽交感亦不成胎。

成胎以子宫之左右分男女

朱丹溪曰：《易》云：乾道成男，坤道成女。夫乾坤，阴阳之性情也；左右，阴阳之道路也；男女，阴阳之仪象也。父精母血，因感而会。精之泄，阳之施也。血能摄精，精成其骨，此万物之资始于乾元也。血之行也，精不能摄血成其胞，此万物之资生于坤元也。阴阳交媾，胚胎始凝。胎所居名曰子宫。一系在下，上有两歧，一达于左，一达于右。精胜其血，则阳为之主，受气于左子宫而男形成。精不胜血，则阴为之主，受气于右子宫而女形成，孕成而始化胞也。

成胎以先天之阴阳相胜分男女

马玄台曰：男子先天之气，方父母媾精时，阴气不胜其阳则成男。凡医书谓阴血先至，阳精后冲，纵气来乘，血开裹精，阴外阳内则成男，其义亦渺。大约阴气不胜其阳则为男。女子先天之气，方父母交媾时，阳气不胜其阴则为女。凡医书谓阳精先入，阴血后参，横气来助，精开裹血，阴内阳外则成女，其义亦渺。大约阳气不胜其阴则为女。

成胎以百脉齐到分男女

程鸣谦曰：信褚氏之言，则人有精先泄而生男，精后泄而生女者，何欤？信东垣之言，则有经始断交合生女，经久断交合生男。亦有四五日以前交合无孕，八九日以后交合有孕者，何欤？俞子木又谓：微阳不能射阴，弱阴不能摄阳。信斯言也。世有尪羸之夫，怯弱之妇，屡屡受胎；而血气方刚，精力过人者，往往有终身不育，竟至乏嗣，独何欤？丹溪论治，专以妇人经水为主。然富贵之家，侍妾亦多，其中宁无月水如期者？又有经前夫频育，而娶此以图易，则不受胎，岂能受于此，而不能受于彼耶？大抵父母生子，如天地生物。《易》曰，坤道其顺乎承天而时行，知地之生物，不过顺承乎天，则知母之生子，亦不过顺承乎父而已。知母之顺承乎父，则种子者果以妇人为主乎？以男子为主乎？若主男子，则不拘老少、强弱、康宁、病患，精之易泄难泄，只以交感之时，百脉齐到为善耳。若男女之辨，不以精血先后为拘，不以经尽几日为拘，不以夜半前后交感为拘，不以父母强弱为拘，只以精血各出百脉齐到者别胜负耳。故精之百脉齐到胜乎血，则成男；血之百脉齐到胜乎精，则成女矣。

受胎总论

李东璧曰：《易》云：一阴一阳之谓道，男女媾精，万物化生，乾道成男，坤道成女。此盖言男女生生之机，亦阴阳造化之良能也。齐褚澄言：血先至裹精则生男，精先至裹血则生女。阴阳均至，非男非女之身；精血散分，骈胎品胎之兆。《道藏》言：月水亡后一三五日成男，二四六日成女。东垣言：血海始净一二日成男，三四五成女。《圣济经》言：因气而左动，阳资之则成男；因气而右动，阴资之则成女。丹溪乃非褚氏而是东垣，主《圣济》左右之说立论，归于子宫左右之系，其说可谓悉矣。窃谓褚氏未可非也，东垣亦未尽是也。盖褚氏以精血之先后言，《道藏》以日数之奇偶言，东垣以女血之盈亏言，《圣济》、丹溪以子宫之左右言。各执一见，会而通之，理自得矣。夫独男独女之胎可以日数论，骈胎品胎之感，亦可以日数论乎？稽之史载，一产三子四子，有半男半女，或男多女少，男少女多，则一三五日为男，二四六日为女之说，岂自[1]

----
[1] 自：底本作"其"，据清乾隆四十六年（1781）湖郡有鸿斋本改。

然哉？岂有一日受男，而二日复受女之理乎？此褚氏、《圣济》、丹溪主精血、子宫左右之论为有见，而《道藏》、东垣日数之论为可疑矣。叔和《脉经》以脉之左右浮沉，辨孕生之男女；高阳《脉诀》，以脉之纵横逆顺，别骈、品之胎形，恐亦臆度之见，而非确论也。

慎斋按：以上七条，序受胎辨男女之分，有不同之论也。经云：左右者，阴阳之道路；男女者，阴阳之仪象。故阴阳和而万物生，夫妇合而男女形。可见男女之生，未有不本于阴阳之理者也。故褚澄以精血先后分男女，东垣以日数奇偶分男女，鸣谦以百脉齐到分男女，皆为理之未确。故丹溪议褚李二公之论为未融，而以《易》道之乾元资始，坤元资生为据。楼全善所以叹为造极精微，发前人未发是矣。若子宫分左右，而以两歧辨男女，夫子宫为命门，女子系胞，形如合钵，何尝两歧，而分左右则是有两子宫，此说为凿空无据。《圣济》是论左右阴阳之气分男女，未尝以子宫有左右之分也。况男女交媾时，均有其精，何尝有血。褚氏、东垣、丹溪，俱以精血混言，几见男女媾精，而妇人以血施也。前贤之论多谬，僭辨之。

双胎属精气之有余

朱丹溪曰：或问双胎者何也？曰：精气有余，歧而分之，血因分而摄之故也。若男女同孕者，刚日阳时，柔日阴时，感则阴阳混杂，不属左，不属右，受气于两歧之间也。亦有三胎、四胎、五胎、六胎者，犹是而已。

成胎有二男二女属精血之盛

《人镜经》曰：精气盛则成二男，血气盛则成二女，精血皆盛，则成一男一女。或精血散分，则成男胎；或精血混杂，则成非男非女。男不可为父，女不可为母，皆非纯气。或感邪祟鬼怪之沴气，则成异类矣。

不成男女为阴阳驳气所乘

朱丹溪曰：或问有男不可为父，女不可为母，与男子之兼形者，若何分之？曰：男不可为父，得阳道之亏者也。女不可为母，得阴道之塞者也。兼形者，由阴为驳气所乘，为状不一。有女兼男形者，又有下为女体，上具男之全形者，此又驳之甚也。或曰：驳气所乘，独见于阴，而所成之形，又若是不同耶？曰：阴体虚，驳气易乘。驳气所乘，阴阳相混，无所为主，不可属左，不可属右，受气于两歧之间，随所得驳气之轻重而成形，故所兼之形有不同也。

慎斋按：以上三条，序受孕有双胎之异，有不成男女之形，此皆阴阳变常，驳气所感，理之所不可稽者也。

妊娠时月分经养胎之始

巢元方曰：妊娠一月名胚胎，足厥阴脉养之。二月名始膏，足少阳脉养之。三月名始胎，手心主脉养之。当此时，血不流行，形象始化。四月始受水精，以成血脉，手少阳脉养之。五月始受火精以成气，足太阴脉养之。六月始受金精以成筋，足阳明脉养之。七月始受木精以成骨，手太阴脉养之。八月始受土精，以成肤革，手阳明脉养之。九月始受石精，以成毛发，足少阴脉养之。十月，五脏六腑、关节、人神皆备。其大略也。

十二经脉养胎以五行分四时

陈良甫曰：推巢氏所论妊娠脉养之理，若厥阴肝脉，足少阳胆脉，为一脏腑之经。四时之令，必始于春木，故十二经之养始于肝，所以养胎在一月二月。手心主心胞络脉、手少阳三焦脉，属火而夏旺，所以养胎在三月四月。手少阴、手太阳乃心脉也，君主之官。足太阴脾脉、足阳明胃脉，属土而旺长夏，所以养胎在五月六月。手太阴肺脉、手阳明大肠脉，属金而旺秋，所以养胎在七月八月。足少阴肾脉、足太阳膀胱脉，属水而旺冬，所以在腹中，受足诸脏之气脉所养，然后待时而生。此论微奥有至理，世有明者，未有过于巢氏之论矣。

十月养胎始于足厥阴肝木

《圣济经》曰：原四时之化始于木，十二经之养始于肝，滋肝之经，足厥阴之脉也。自厥阴次之，至于太阳。自一月积之，至于十月。五月相生之气，天地相合之数，举在于是。然手少阴、太阳之经，无所专养者，以君主之官，无为而已。是皆母之真气，所赖以养形者也。

慎斋按：以上三条，序受胎之始，分十二经脉以养胎也。人自受胎于胞门，则手足十二经脉，其气血周流，俱以拥养胎元。岂有逐月分经，某经养某月之胎之理。马玄台已驳之矣。但在巢氏一月二月，是论受胎之月数，犹为近理也。至良甫所论，是以年岁之一月二月，而以五行分四时论也。夫人受胎，不拘时月。必欲以木火土金水，配定某月养胎，则受胎在正月二月者，犹可以木配之也。若在四五六月者，何以配之，不经甚矣，当俟正之。

胎疾宜治

《圣济经》曰：或者以妊娠母治，有伤胎破血之论，岂知邪气暴戾，正气衰微，苟执方无权，纵而勿药，则母将羸弱，子安能保？上古圣人谓重身毒之，有故无殒，衰其大半而止。盖药之性味，本以疗疾，诚能处以中庸，与疾适当，且知半而止之，亦何疑于攻治哉？

疗母安胎二法不同

王海藏曰：安胎之法有二，如母病以致动胎者，但疗母则胎自安。或胎气不固，或有触动，以致母病者，宜安胎则母自愈。

慎斋按：以上二条，序胎疾不可不疗。而疗之之法，则当分母病、胎病以处治也。

胎前用药从厥阴经治法有三禁论

张洁古曰：妇人童幼，天癸未行属少阴，天癸既行属厥阴，天癸既绝属太阴。治胎产病从厥阴者，是祖气生化之源也。厥阴与少阳为表里，故治法无犯胃气，及上中二焦，谓之三禁。不可汗、不可下、不可利小便。若发汗，则同伤寒下早证；利大便，则脉数而动于脾；利小便，则内亡津液，而胃中枯燥。用药能不犯三禁，则荣卫和而寒热止。

胎前以清热养血为主论

王海藏曰：胎前气血和平，则百病不生。若气旺而热，热则耗气血而胎不安，当清热养血为主。若起居饮食调养得宜，绝嗜欲，安养胎气，虽感别证，总以安胎为主。

胎前清热养血宜兼顺气为主论

朱丹溪曰：胎前当清热养血为主，白术、黄芩为安胎之圣药。俗医不知，不敢用，反谓温热剂可以养胎。不知胎前最宜清热，令血循经不妄行，故能养胎。黄芩安胎，为上中二焦药，使降火下行。益母草活血行气，有补阴之功。胎前无滞，产后无虚，以行气中有补也。胎至三月四月忽腹痛，惟砂仁、木香能安胎、治痛、行气。八九月必须顺气，用枳壳、紫苏之属。但气虚者，宜补气以行滞，用参、术、陈皮、归、芍、甘草，加腹皮。气实者，耗气以抑阳，用芩、术、陈皮、甘草，加枳壳。如将临月，胎热以三补丸加香附、白芍，或地黄膏，血虚者四物。若瘦弱人，勿用芍药，以其伐肝也。

胎前三禁以养血健脾清热疏气为主论

汪石山曰：徐之才与巢元方，有十月养胎用药之法，当逐月详其所属之经，气血虚实，而用是经之药，虚则补之，壅者疏之，热则凉之，寒者温之，不可汗下及利小便。盖胎元必赖气血以养，若汗则亡阳伤气，下则亡阴伤血，利小便则伤精液。是以三者，皆在所忌。凡胎前病，总以养血、健脾、清热、疏气为主。

慎斋按：十月分经养胎之说，创自巢元方《病源论》。夫巢氏为隋代名医，张子和叹其谬立名色。故云支派之分自巢氏始；《病源》之失亦自巢氏始。即如受胎，始于命门子户，人身十二经气血，俱禽聚以养胎元，岂有某经养某月胎之理？而陈良甫附会其说，以五行分配四时，安养胎法，尤无理甚矣。若徐之才，又因元方、良甫之谬，而以十月分配某月见某证，则用某药立方主治，分列条下。夫孕妇胎前，病邪百出，岂有限于某月必见某证，执用某方以治之，不但胶柱鼓瑟，直是齐东之语，荒诞不稽者也。故存巢、陈二论，删去徐氏十条，以正《妇人良方》讹以传讹之失。汪石山见理甚明，亦从而称述之，何欤？

胎前清热养血宜开郁为主论

汪石山曰：妊娠必须清热调血，使血循经，以养其胎。故丹溪用黄芩、白术，为安胎圣药。盖胎之成，由母之气血蓄聚以养之，气血既聚则易郁。是以先哲多用黄芩清热，香附开郁也。

胎前不宜服耗气热药论

徐春甫曰：世医安胎，多用艾、附、砂仁热补，为害尤甚。不知血气清和，无火煎烁，则胎安而固。气虚则提不住，血热则溢妄行，胎欲不堕得乎？香附虽云快气开郁，多用则损正气。砂仁快脾气，多用亦耗真气。况香燥之品，气血两伤，求以安胎，适以损胎矣。

慎斋按：香附、木香、砂仁，世医谓安胎必用。不知此三味性温而辛，久服反致耗气助火。虽曰胎前须顺气，但药性有偏胜，宜兼清热，如黄芩、知母之属为当。若胎气虚寒者，又不在此例也。

胎前体盛不宜补气论

喻嘉言曰：地之体本重，然得天气以包举之，则生机不息。若重阴沍寒之区，天日之光不显，则物生实罕。人之体，肌肉丰盛，乃血之荣旺。但血旺易至气衰，久而弥觉其偏也。夫气与血，两相维而不可偏。气为主则血流，血为主则气反不流，非气之衰也，气不流，有似乎衰耳。故一切补气药皆不可用，而耗气之药反有可施。缘气得补则愈锢，不若耗之，以助其流动，久之血仍归其统握中矣。

湖阳公主体肥难产，南山道士进瘦胎方，而产得顺利。盖肥满之躯，胎处其中，全无空隙。以故伤胎之药，止能耗其外之气，而不能耗其内之真气，此用药之妙也。

慎斋按：胎前宜顺气，气顺则不滞。枳壳散、束胎饮，本为气实、肥盛、安逸、郁闷者立法耳。若气体虚弱，元气不足，或虚气胀满，或虚寒腹痛，必须参、术大补。岂谓胎前必用耗气药乎？宜合春甫一条兼看为得。

安胎用黄芩白术论

方约之曰：妇人有娠则碍脾，运化迟而生湿，湿生热。丹溪先生用黄芩、白术为安胎之圣药。盖白术健脾燥湿，条芩清热故也。但娠妇赖血养胎，方内四物去川芎佐之，为尤备耳。

辨安胎用黄芩白术论

张飞畴曰：古人用黄芩安胎。是因子气过热不宁，故用苦寒以安之。脾为一身之津梁，主内外诸气，而胎息运化之机，全赖脾土，故用白术以助之。然惟形瘦血热，营行过疾，胎常上逼，过动不安者为相宜。若形盛气衰，胎常下坠者，非人参举之不安；形实气盛，胎常不运者，非香、砂耗之不安；血虚火旺，腹常急痛者，非归、芍养之不安；体肥痰盛，呕逆眩晕者，非半、苓豁之不安，此皆治母气之偏胜也。若因风寒所伤而胎不安，则桂枝汤、香苏散、葱白香豉汤谅所宜用。伏邪时气，尤宜急下，此即安胎之要诀。下药中，独芒硝切不可犯。若有客犯而用白术，使热邪留恋不解，反足伤胎矣。

安胎宜固肾不必用黄芩白术论

赵养葵曰：或问白术、黄芩安胎之圣药，此二味，恐胎前必不可缺乎？曰：未必然也。胎茎之系于脾，犹钟之系于梁也。若栋柱不固，栋梁必挠。所以安胎先固两肾，使肾中和暖，始脾有生气，何必定以白术、黄芩为安胎耶？凡腹中有热，胎不安，固用凉药；腹中有寒，胎亦不安，必用温药，此常法也。殊不知两肾中，具水火之源，冲任之根，胎元之所系甚要，非白术、黄芩之所安也。如肾中无水，胎不安，用六味地黄壮水；肾中无火，用八味地黄益火。故调经当用杜仲、续断、阿胶、艾叶、当归、五味，出入于六味、八味汤中为捷径。总之，一以贯之也。此诸书之所不及，余特表而出之。

胎前用抑阳助阴方论

许学士曰：妇人妊娠，惟在抑阳助阴。然胎前药最恶群队，若阴阳交错，别生他病。惟南山道士枳壳散所以抑阳，四物汤所以助阴。但枳壳散少寒，单服之，恐有胎寒腹痛之患。以内补丸佐之，则阳不至强，阴不至弱，阴阳调而胎孕安。此前人未尝论及也。

楼全善曰：观许学士论枳壳、四物、内补三方，人皆用之，何如？大率妊妇惟在抑阳助阴。经云：阴搏阳别，谓之有子。盖关前为阳，关后为阴，尺中之脉，按之搏手不绝者，妊也。妇人平居，阳气微盛，无他病，及妊子则经闭以养胎。若阳气盛搏之，则经脉妄行，胎始不固，故贵抑阳助阴。但枳壳散少寒，内补丸佐之，则阴阳调和，而胎气自安矣。

胎前以达生散论

朱丹溪曰：世之难产者，往往见于郁闷安逸之人，富贵豢养之家。若贫贱辛苦者，无有也。方书止有瘦胎饮一论，其方为湖阳公主设也，实非极至之言。彼湖阳公主，奉养太过，其气必实，耗其气，使之和平，故易产。此南山道士进瘦胎枳壳散，抑阳降气，为众方之冠，温隐居加木香、当归佐之。若形肥人，知其气必虚，久坐知其气不运，而气愈弱；儿在胞胎，因母气不能自运，故难产。当补其母之气，则儿健易产矣。遂于《大全》方紫苏饮，加参、术补气药，随母形色禀性，参时加减，名曰达生散，人参、白术、白芍、当归、腹皮、紫苏、陈皮、甘草，加枳壳、砂仁。

慎斋按：以上五条，序胎前用方之大略也。胎前用药，清热养血为主。而清热养血之后，惟以补脾为要，此培后天元气之本也。若养葵则不用芩、术，而以地黄饮加杜、续以补肾。夫胎系于肾，肾固则胎自安，此补脾不如补肾之要妙也。许学士内补丸已启其端，赵氏从而发明之，可谓抉安胎之秘旨矣。

胎前调理之法

《女科集略》曰：女之肾脏系于胎，是母之真气，子所赖也。受妊之后。宜令镇静，则血气安和。须内达七情，外薄五味，大冷大热之物，皆在所禁。使雾露风邪，不得乘闲而入。亦不得交合阴阳，触动欲火。务谨节饮食，若食兔缺唇，食犬无声，食杂鱼致疮癣。心气大惊而癫疾，肾气不足而解颅，脾气不和而羸瘦，心气虚乏而神不足。儿从母气，不可不慎也。苟无胎动、胎痛，泻痢、风寒外邪，不可轻易服药。

孕妇起居所忌

《便产须知》曰：勿乱服药，勿过饮酒，勿妄针灸，勿向非常地便，勿举重登高涉险，勿恣欲行房。心有大惊，犯之难产，子必癫痫。勿多睡卧，时时行步。勿劳力过度，使肾气不足，生子解颅。衣毋太温，食毋太饱。若脾胃不和，荣卫虚怯，子必羸瘦多病。如犯修造动土，犯其土气，令子破形殒命。刀犯者形必伤，泥犯者窍必塞，打击者色青黯，系缚者相拘挛。若有此等，验如影响，切宜避之。

慎斋按：以上二条，序胎前调理避忌之法也。

经论怀子无邪脉

《素问》曰：何以知怀子之且生？曰：身有病而无邪脉也。

马玄台曰：身有病者，经闭也；无邪脉者，尺中之脉和匀也。妇人怀妊一月，则阴阳之精尚未变化。二月则精气正变，其气熏蒸，冲胃而为恶阻。至三四月，则恶阻少止，脉甚滑疾。盖男女正成形质，其气尚未定也。至五六月以后，形质已定，男女既分。及八九十月，其脉平和如无娠。然非医者深明脉理，病者确明其故，难以诊而知也。《脉诀》云：滑疾不散胎三月，但疾不散五月母。至六月后，则疾速亦无矣。然亦有始终洪数不变者，其气甚盛，不可一例拘也。故帝问怀子将生者，何以知之？正此意耳。伯言身虽有经闭之病，而无经闭之脉？彼经闭之脉，尺中来而断绝，或按之全无者是也；此则脉体平和匀静，乃无病脉，至八月九月十月而然，正怀子将生之候耳。

经论妊脉属足少阴一经

《素问》曰：妇人足少阴脉动甚者，妊子也。又曰：阴搏阳别，谓之有子。

王太仆曰：足少阴，肾脉也。动者，如豆厥厥动摇也。阴，尺中也。搏，谓搏触于手也。尺脉搏击，与寸脉殊别，则有孕之兆也。

经论妊脉尺中按之不绝

《难经》曰：女子以肾系胞，三部浮沉正等，按之不绝者，有妊也。

王叔和曰：妇人三部脉浮沉，以手按之不绝者，孕子也。妊娠初时，寸微，呼吸五至而尺数也。脉滑疾，重以手按之散者，胎已三月也。脉重手按之不散，但疾不滑者，五月也。此即阴搏阳别之义。言尺脉滑数，寸脉微小，而尺与寸脉别者，孕脉也。

诊胎脉属心肾二经

齐仲甫曰：经云：阴搏阳别，谓之有子。此乃气血调和，阳施阴化也。叔和云：脉平而虚，乳子法也。诊其脉，左少阴动甚者，妊子也。夫手少阴，心脉也，心主血。足少阴，肾脉也，肾为胞门子户。大抵少阴经左手属心，左足属肾。下主乎尺，尺中按之不绝者，有妊也。

诊胎脉在手足少阴二经

潘硕甫曰：女人以血为本，血旺是为本足，气旺则血反衰。故女人以血胜气者为贵。少阴动甚者，手少阴之脉也。心主血，动甚则血旺，血旺易胎，故云有子，即《内经》所谓妇人手少阴脉动甚，妊子是也。尺脉者，左尺足少阴肾之脉也。肾为天一之水，主子宫以系胞，孕胎之根蒂也。滑利则不枯涩，有替替含物之象，故妊娠。即经所谓阴搏阳别，谓之有子。叔和所谓尺中之脉，按之不绝，同义也。即此滑利之脉，应指疾而不散。滑为血液，疾而不散，乃血液敛结之象，是为有胎三月。若但疾而不散，是从虚渐实，血液坚凝，转成形体，故不滑，此妊娠五月之脉也。

胎孕脉诀

崔紫虚曰：阴搏于下，阳别于上，血气和调，有子之象。手之少阴，其脉动甚，尺按不绝，此为有孕。少阴属心，心主血脉。肾为胞门，脉应于尺。或寸脉微，关滑尺数，往来流利，如雀之啄。或诊三部，浮沉一止。或平而虚，当问月水。妇人有病，而无邪脉，此孕非病，所以不月。

慎斋按：以上六条，序妇人胎孕之脉也。《内经·平人气象论》云：妇人手少阴脉动甚者，妊子。又《阴阳别论》云：阴搏阳别，谓之有子。此二语原兼心与肾二经并论也。手少阴主心，心生血，妇人以血养胎，故血旺则易孕。始受胎时，精与血凝聚不散，故心脉厥厥而动也。阴搏者，太仆注：尺中也。尺脉搏手，搏即动甚之义。足少阴属肾，肾主精，女子以系胞，而子宫在焉。精射胞门，则子宫之气，裹血氤氲，故应手而搏击于阳脉之上。《内经》原两明其义，自全元起改手少阴为足少阴，后人遂有议太仆注手少阴之误。有从全本不从王本之说，岂知王注阴搏之阴谓尺中，则知心与肾原兼诊之，而妊孕可推也。予初读《内经》，颇惑此句为难解，必经文两句合看始明。今得仲甫、硕甫二论，更了如也，因附辨之。

辨男女以左右之脉

王叔和曰：妇人妊娠四月，欲知男女法，左疾为男，右疾为女，俱疾为生二子。又曰：左脉尺内偏大为男，右尺内偏大为女，左右俱大产二子。大者，如实状也。即阴搏阳别之义。尺脉实大，与寸脉殊别，但分男左女右也。又曰：左脉沉实为男，右脉浮大为女。

辨男女以左右阴阳虚实论

张景岳曰：以左右分阴阳，则左为阳右为阴。以尺寸分阴阳，则寸为阳尺为阴。以脉体分阴阳，则鼓搏沉实为阳，虚弱浮涩为阴。诸阳实者为男，诸阴虚者为女，庶为一定之论。

辨男女以左右气血论

楼全善曰：按丹溪云：男受胎在左子宫，女受胎在右子宫，推之于脉，其义亦然。如胎在左，则气血护胎而盛于左，故脉亦从之，而左疾为男，左大为男也。胎在右，则气血护胎而盛于右，故脉亦从之，而右疾为女，右大为女也。亦犹经云：阴搏阳别，谓之有子。言受胎处脐腹之下，气血护胎而盛于下。故阴之尺脉，鼓搏有力，与阳之寸脉殊别也。

慎斋按：《难经》云，肾有两，左为肾，右为命门。命门，男子藏精，女子系胞。则知命门即胞门，而子宫属焉。肾有左右之分，而子宫无左右之分。今丹溪云：男受胎在左子宫，女受胎在右子宫，是妇人胞门有两子宫矣。甚为凿空无据。今全善以丹溪之言为证，但云气血护胎而盛于左，则为男；气血护胎而盛于右，则为女，乃可。若云盛于左子宫为男，盛于右子宫为女，犹为附会之谬。假如妇人有品胎骈胎，则子宫亦有累累耶？

辨男女以左右之疾胜

潘硕甫曰：《举要》云：男女之别，以左右取。左疾为男，右疾为女。沉实在左，浮大在右，左男右女，可以预剖。盖左脉疾胜于右，是为男孕，以男属阳居左，胎气钟于阳，故左胜。右脉疾胜于左，是为女孕，以女属阴居右，胎气钟于阴，故右胜也。又更视其腹如箕为女胎，腹如釜为男胎。盖男女孕于胞中，女面母腹，则足膝抵腹，下大上小，故如箕。男面背母，则背脊抵腹，其形正圆，故如釜也。又胎有男女，则成有迟速。男动在三月，阳性早也；女动在五月，阴性迟也。

辨刘王论男女脉法之同

杨仁斋曰：叔和以左手太阳浮大为男，右手太阴沉细为女。

元宾以右手浮大为女，左手沉实为男。较是二说，不无牴牾。然即《脉经》本旨而详之，又有若异而实同者。经曰：左手沉实为男，右手浮大为女。又曰：左右手俱浮大者，生二女；俱沉实者，生二男。元宾之所主者此也。经曰：左手尺中浮大者男，右手尺中沉细者女。又曰：尺脉俱浮产二男，尺脉俱沉产二女。叔和之所主者此也。何者？沉细之说与沉实之义不同，右尺浮大之说与右手浮大亦异？欲知男女之法，大抵沉实者为男，沉细者为女。右尺浮大者，固知其女；左尺浮大者，大抵皆男。沉细为女，沉实为男，即所谓诸阳为男，诸阴为女是也。左尺浮大为男，右尺浮大为女，即所谓左疾为男，右疾为女是也。元宾言其详，盖合左右两手而别阴阳。叔和言其略，特不过《脉经》论尺脉之义，尚何有异同之辨哉？

慎斋按：以上五条，序辨男女之脉也。男女之脉，自叔和而下，纷纷聚讼，益为支离。即明如丹溪，而以左右子宫分男女，更有以左大顺男，右大顺女。此左右以医者为言，犹属不解。前条惟景岳、硕甫二说，为得其正也。

卷三 胎前证上

妊娠恶阻有绝之之法

《金匮要略》曰：妇人得平脉，阴脉小弱，其人渴，不能食，无寒热，名妊娠。于法六十日当有此证。设有医者治逆，却一月，加吐下者，则绝之。

楼全善曰：恶阻者，谓呕吐、恶心、头眩、恶食、择食是也。绝之者，谓绝止医治，候其自安也。予尝治一二妊妇恶阻，病呕吐，愈治愈逆。因思仲景绝之之旨，遂停药月余，自安。真大哉！圣人之言也。

徐忠可曰：期有未满六十日，则胎未成，又加吐利。因医误治，则脾胃实有受伤处，但当断绝病根为主，不得泥安胎之说，而狐疑致误也，故曰绝之。

妊娠恶阻属经血闭塞脏气不宣

巢元方曰：妊娠恶阻者，心中愦闷，头眩，四肢懒惰，恶闻食气，欲啖咸酸果实，多睡少起，世言恶食，又云恶阻是也。三四月以上，不自胜举。此由妇人本元虚羸，血气不足，肾气又弱，兼当风饮冷，心下有痰水挟之；娠后经血闭塞，水渍于脏，脏气不宣，故心烦愦闷，气逆呕吐。血脉不通，经络痞涩，则四肢沉重；挟风则头目眩，又不知患之所在。脉理和平，即是有胎也。

妊娠恶阻属五味不化中气壅实

《圣济总录》曰：妇人所食谷味，化为血气，下为月水。凡妊娠之初，月水乍聚，一月为膜，二月为胚，三月为胎，成则男女上食于母，口如鸟。在膜胚之时，血气未用，五味不化，中气壅实，所以脾胃不思谷味，闻见于物，即恶心有阻也。

妊娠恶阻属气血积聚内郁攻胃

朱丹溪曰：凡孕二三月间，呕逆不食，或心烦闷，此乃气血积聚，以养胎元。精血内郁，秽腐之气上攻于胃，是以呕逆不能纳食。血既养胎，心失所荣，是以心虚烦闷。法当调血散郁，用参、术、甘草补中气；橘红、紫苏、木香、生姜，散郁气；茯苓、麦冬、黄芩、竹茹，清热解烦，名参橘饮。

妊娠恶阻属胃气虚弱中脘停痰

陈良甫曰：妊娠恶阻病，《产宝》谓之子病，巢氏《病源》谓之恶阻。由胃气怯弱，中脘停痰，脉息和顺，但肢体沉重，头眩，择食，惟嗜酸咸，甚者寒热呕吐，胸膈烦闷，半夏茯苓丸主之。

妊娠恶阻属痰饮血壅停滞肝经

戴复庵曰：恶阻者，妇人有孕，恶心，阻其饮食是也。胎前恶阻，见食呕吐，喜酸物，多卧少起，俗名病儿[1]。盖其人宿有痰饮，血壅遏而不行，故饮随气上，停滞肝经。肝之味酸，则必喜唉酸物。金克木，以辛胜之，小半夏茯苓汤，或二陈汤。

妊娠呕吐属于寒

《金匮要略》曰：妊娠吐呕不止，干姜人参半夏丸主之。

徐忠可曰：诸呕吐酸皆属于火。此言胃气不清，暂作呕吐也。若妊娠呕吐不止，则因寒而吐，上出为呕，不止则虚矣。故以半夏治呕，干姜治寒，人参补虚，而以生姜糊、半夏，以下其所逆之气。

妊娠呕吐恶阻勿作寒治

《大全》曰：妇人经候不调，或不行，身无病似病，脉滑大，而六脉俱匀，是孕妇脉也。精神如故，恶闻食气，或但嗜一物，或大吐，或时吐清水，此名恶阻，勿作寒病治之，宜服人参、白术、甘草、香附、乌药、丁香、生姜、橘红，保生汤。

慎斋按：妊娠呕吐，《金匮》主于寒，《大全》论勿作寒治是矣。其用药则多辛热，何也？

---

[1] 儿：底本作"鬼"，据清乾隆四十六年（1781）湖郡有鸿斋本改。

妊娠呕吐属肝挟冲脉之火冲上

罗太无曰：有孕妇三月，呕吐痰并饮食，每寅卯时作，作时觉少腹有气上冲，然后膈满而吐，此肝脉挟冲脉之火冲上也。用沉香磨水化抱龙丸，一服膈宽，气不上，吐止。

妊娠呕吐属怒气伤肝

朱丹溪曰：有妊二月，呕吐眩晕，脉之，左弦而弱，此恶阻。因怒气所激，肝气伤，又挟胎气上逆，参术补之，大非所宜，以茯苓半夏汤下抑青丸。

妊娠呕吐恶阻属少阳之火上冲胃口

赵养葵曰：恶阻多在三个月之时，相火化胎之候，壮火食气，上冲胃口，食入即呕吐。少阴肾水既养胎，少阴之火益炽，须用清肝滋肾汤，即六味饮加柴胡、白芍。先用逍遥散止呕，再用调经滋肾汤加杜、续。呕甚者，加川连、吴茱妙。

胎前恶阻呕吐用半夏论

陈良甫曰：《千金方》有半夏茯苓汤、茯苓丸，专治恶阻。此二方比来少有服者，以半夏能动胎，胎初结，虑其辛燥易散故也。须姜汁炒，以制毒。凡恶阻，非半夏不能止，是有故无殒也。

楼全善曰：《大全方》谓半夏动胎不用，今观仲景用人参半夏干姜丸，罗谦甫用半夏茯苓汤，朱丹溪用二陈加减，并治胎前恶阻，痰逆呕吐，心烦，头眩，恶食，俱效，独不知此乎？予治恶阻，用之未尝动胎。正经云有故无殒是也。

薛立斋曰：半夏乃健脾气化痰滞主药。脾胃虚弱呕吐，或痰涎壅滞，饮食少，胎不安，必用半夏茯苓汤，倍加白术，安胎健脾，予尝用验也。

恶阻呕吐用药大法

薛立斋曰：妊娠若饮食不甘，或欲呕吐，用六君子加紫苏、枳壳。若恶阻，呕吐，头眩，体倦，用参橘饮，未应，用六君子汤。若恶阻，呕吐不食，亦用参橘散。或饮食停滞，腹胀呕吐，此是脾胃虚弱，不能消化，用六君子汤，不应，用平胃散加参、苓。

慎斋按：以上一十三条，序胎前有恶阻呕吐之证也。凡妇人妊孕，其始证先见于恶阻。而恶阻自《金匮》有绝之法而下，病机盖非一端。巢元方以下，主于气凝血聚；陈良甫以下，主于停痰积饮。若仲景《金匮》以寒治，太无、养葵作火论，于恶阻病机，可谓详悉。但胎前无寒，产后无热，此常法也。故恶阻呕吐，大抵寒者少，热者多。总属血壅胎元，脏气不能宣通，停痰积饮，郁热壅滞，变而为火。有热无寒，致生诸证。故丹溪、立斋论治，每以枳壳、紫苏、苏梗、木香、砂仁，为降气顺气之法，所谓胎前须顺气者此也。

妊娠子烦属君相二火

陈良甫曰：妊娠烦闷者，以四月受少阴君火以养精，六月受少阳相火以养气。若母心惊胆虚，多有是证。

李太素曰：烦者，心中烦乱不安也。由受胎后，血热干心，心气不清，故人郁闷撩乱不宁。因妊娠而烦，故曰子烦，非子在腹中烦也。古云：四月受少阴君火以养精，六月受少阳相火以养气，故烦。夫烦多属火，今胎受君相之火，岂有母烦之理？况母既以二火养胎，则火泻矣，又何烦之有？若曰母虚而烦，则当每月皆然，何独于四月六月而虚且烦，亦不拘于四月六月也。似说不通。

妊娠子烦属于热

齐仲甫曰：妊娠烦闷有四证，有心中烦、胸中烦，有子烦，诸属于热。若脏虚而热气乘心，令人烦者，名虚烦。若积痰饮，呕吐痰沫者，名胸中烦。或血积停饮，寒热相抟，致胎气不安，谓子烦。用犀角散、竹沥汤之类。

妊娠子烦属心肺虚热痰积于胸

单养贤曰：是心肺虚热，或痰积于胸。若三月而烦者，但热而已；若痰饮而烦者，吐涎恶食，烦躁不安也。大凡妊娠既停痰积饮，又寒热相抟，气郁不舒，或烦躁，或呕吐涎沫，剧则胎动不安，均为子烦也。

妊娠子烦属胎元壅郁热气上冲

朱丹溪曰：子烦由胎元壅郁，热气上冲。以致烦闷，法当清热疏郁以安胎，犀角散主之。

妊娠子烦分证用药之法：

薛立斋曰：前证若因内热，用竹叶汤；气滞用紫苏饮；痰滞用二陈加条芩、枳壳；气郁用分气饮加川芎；脾胃虚弱，用六君子，加紫苏、山栀。

妊娠烦躁属热乘心脾津液枯燥

陈良甫曰：妊娠烦躁口干者，足太阴脾经，其气通于口，手少阴心经，其气通于舌。若脏腑气虚，荣卫不和，致阴阳隔绝，热乘心脾，津液枯燥，故心烦口燥。与子烦大同小异，宜知母丸。

妊娠烦躁口干用药之法

薛立斋曰：前证若胃经实火，用竹叶石膏汤；若胃经虚热，用人参黄芪散；若胃经气虚，用补中汤；若肺经虚热，用紫苏饮；若肝经火动，用加味逍遥散；若脾气郁结，用加味归脾汤；若肾经火动，用加味地黄丸。

妊娠暴渴为血凝病

《大全》曰：有孕妇暴渴，惟饮五味汁。名医耿隅诊其脉曰：

此血欲凝，非疾也。已而果孕。然古方有血欲凝而渴饮五味之证，不可不知。

慎斋按：以上九条，序胎前有子烦、烦躁、口干、血渴之证也。妊娠烦躁，本属肺肾二经有火。仲景云：火入于肺则烦，入于肾则躁。胎系于肾，肾水养其胎元，则元气弱，不足以滋肾中之火，火上烁肺，肺受火刑，变为烦躁。此金亏水涸之候，法当滋其化源，清金保肺，壮水滋肾为主。良甫以君相二火论子烦，《产宝》以停痰积饮论子烦，未悉病机之要。若丹溪以子烦为气血壅聚胎元，热气上冲为病，亦是大概言之耳。

妊娠子悬属胎热上冲

陈良甫曰：妊娠至四五月来，君相二火养胎。平素有热，故胎热气逆，上凑心胸，胀满痞闷，名曰子悬。法当补气血，疏壅滞，用严氏紫苏饮，加山栀、条芩之类。紫苏、陈皮和气，大腹敛气宽中，芎、归、参、芍养血补气，甘草缓急，加生姜、葱白，名产宝方。

妊娠子悬属浊气举胎上凑

何松庵曰：《本事方》云，紫苏饮治妊娠胎气不和，怀胎近上，胀满疼痛，名子悬。子悬者，浊气举胎上凑也。胎热气逆，心胃胀满，此证挟气者居多。疏气舒郁，非紫苏、腹皮、川芎、陈皮无以疏气；非归、芍无以养血，气血既利，而胎自降。然邪之所凑，其人必虚，故以人参、甘草补之。

妊娠子悬属寒冷与气相争

陈良甫曰：妊娠心腹胀满者，由腹内素有寒气，致令停饮，与气相争，故令心腹胀满也。

妊娠子悬属命门火衰腹寒就暖

赵养葵曰：有胎从心腹凑上者，名曰子悬。此命门火衰，胎在腹中寒冷，不得已，上就心火之温暖，须理中汤，不应，八味丸作汤。

慎斋按：以上四条，序胎前心腹胀满，有子悬之证也。胎气上逼心胸，正以气血壅郁胎元，郁久则热。故良甫主于胎热气逆，松庵主于浊气举胎，是以火热立论为当。若《大全》以寒气冷饮，养葵以命门火衰论子悬证，必以人之壮弱，脉之迟数为凭。如禀厚质壮，脉来洪数，而心腹胀满者，此子悬之属火热为病也。如脾胃素虚，脉来迟细，而心腹胀满者，此子悬之属虚寒为患也，则百不失一矣。

慎斋按：命门为男子藏精，女子系胞之所。胎孕受于命门，命门之火即是元气养胎，故有日长之势。譬如果实，生于春而结于夏，夏月热盛，则果实渐长，至秋冬肃杀，则果实黄殒而落。胎在母腹，若命门火衰，势必堕殒，岂有上就心火，而为子悬之证。至云不得已三字，尤属可嗤。若必以桂附八味丸治子悬，夫桂附为堕胎药，恐火未必益，而胎反可虞，明者辨之。

妊娠子满属胎中水血相搏

陈良甫曰：凡妊娠无使气极，若心静气和，则胎气安稳；若中风寒邪气，及有触犯，则随邪生病。如妊娠经血壅闭养胎，忽然虚肿，是胎中挟水，水血相搏。脾胃恶湿，主身之肌肉，湿溃气弱，则肌肉虚；水气流溢，故令身肿满。然其由，或因泄泻下痢，脏腑虚滑，耗损脾胃；或因寒热疟疾，烦渴引饮太过，湿溃脾胃，皆使头面手足浮肿。然水渍①于胞，儿未成形，则胎多损坏。

妊娠子满属脾虚停水

齐仲甫曰：妊娠以经血养胎，或挟水气，水血相搏，以致体肿。皆由脾胃虚，而脏腑之间，宿有停水所挟，谓之子满。若水停不去，浸渍其胎，则令胎坏。如脉浮腹满兼喘者，胎未坏也。

妊娠浮肿属脾胃气虚经血壅闭

《圣济总录》曰：脾候肌肉，土气和则能制水，水自传化，无有停积。若妊娠脾胃气虚，经血壅闭，则水饮不化，湿气淫溢，外攻形体，内注胞胎。怀妊之始，肿满必伤胎气，如临月而脚微肿，利其小便，病自愈。

---

① 渍：底本作"清"，据清乾隆四十六年（1781）湖郡有鸿斋本改。

妊娠子满属脾虚有湿清浊不分

何松庵曰：妊娠三月后，肿满如水气者，俗呼为琉璃胎是也。古方一主于湿，大率脾虚者多。脾虚不运，则清浊不分，须以补脾兼分利。若夜肿日消，是血虚，宜健脾兼养血主之。

妊娠胎水属胞中蓄水

陈良甫曰：妇人胎孕至五六个月，腹大异常，胸腹胀满，手足面目浮肿，气逆不安，此由胞中蓄水，名曰胎水。不早治，生子手足软短有疾，或胎死腹中，用《千金》鲤鱼汤治其水。

妊娠胎水属气壅成湿

陈良甫曰：胎气壅塞成湿，致身体、胁腹浮肿，喘急气促，小便涩。法当疏壅气，行水湿，泽泻散主之。

《济阴纲目》按：子满在五六月以后，比子气与子肿不同。盖胎大则腹满，满则气浮，遍身肿，邪无所挟，但一泻气利水则愈。

妊娠有水气

《金匮要略》曰：妊娠有水气，身重，小便不利，洒淅恶寒，起即头眩，葵子茯苓散主之。

徐忠可曰：有水气者，虽未大肿胀，经脉中之水道已不利，卫气挟水，不能条畅，则周身之气为水滞，故身重。水已通调而顺行，逆则小便不利矣。恶寒者，卫气不行也。头眩者，内有水气，厥阳之火逆阴气而上蒸，则所见皆眩矣。

妊娠浮肿胀满分证用药之法

薛立斋曰：前证若胸满腹胀，小便不通，遍身浮肿，《千金》鲤鱼汤。脾胃虚弱，佐以四君子。若面目虚浮，肢体如水气，全生白术散，未应，六君子汤。若脾虚湿热，下部作肿，补中汤加茯苓。若饮食失节，呕吐泄泻，六君子汤。若腿足发肿，喘闷不宁，或指缝出水，天仙藤散。若脾肺气滞，加味归脾汤，佐加味逍遥散。

慎斋按：以上八条，序胎前肿胀有子满之证也。子满有水血相搏，有停水受湿，有经血壅闭，有清浊不分。总因脾土虚，不能制水所致。故立斋治法，不外健脾渗湿，顺气安胎为主。若《济阴》云：但一泻气利水则愈，此谬论也。必兼立斋用药，乃为求本之要。至良甫以下三条，虽有胎水之名，其证实与子满异名同证也。

妊娠脚肿名子气属冲任有血风

《产孕集》曰：妊娠自三月成胎后，两足自脚面渐肿，行步艰难，以至喘闷，饮食不美，似水气状，脚趾间有黄水出者，谓之子气，直至分娩方消。此由妇人素有风气，或冲任经有血风，未可妄投汤药。亦虑将产之际，有不测之忧，故不可不治于未产之前也。

妊娠脚肿属风寒湿冷

陈无择曰：凡妇人宿有风寒湿冷，妊娠多脚肿，俗呼为皱脚。

妊娠脚肿属脾衰血化成水

陈良甫曰：妊娠两脚浮肿，名曰脆脚。因脾衰不能制水，血化成水所致，全生白术散主之。

妊娠胫肿属中气壅郁

朱丹溪曰：妊娠两足胫肿至膝，甚则足趾间出水。此由中气聚养胎元，壅郁不得升发，法当疏郁滞，天仙藤散主之。

妊娠脚肿属脾经养胎病

何松庵曰：孕妇六七月间，两足浮肿，足太阴脾经养胎也。脾主四肢，此时胎已坠下，故肿见于两足，分娩后即愈。

妊娠脚肿不可作水治伤真气

齐仲甫曰：妊娠脚肿，非水气也。至八九月，胫及腿俱肿，不可以水病治之，反伤真气。有此者，必易产，因胞脏中水血俱多，不致燥胎故也。若初妊即肿者，是水气过多，儿未成体，则胎必坏。

妊娠脚肿主男胎之验

《名医录》曰：宋少主与徐文伯微行，学针法。文伯见一妊妇足肿不能行，少主脉之曰：此女形也。文伯诊之曰：此男胎也，在左则胎黑色。少主怒，欲破之，文伯恻然曰：臣请针之。胎遂堕，男形而色黑。此妊娠足肿之说也。

《济阴纲目》按：子肿与子气相类，然子气在下体，子肿在头面。若子满，大都在五六月以后，此子气与子肿不同。盖胎大则腹满，满则气浮，遍身浮肿也。

慎斋按：以上九条，序胎前有子气脚肿之证也。妊娠有遍身、胸腹头面、四肢浮肿者，曰子满。有止两足胫肿，渐至腿膝者，曰子气。子气即子肿也。要皆本于脾虚，中气不运，以致水谷湿热之气浸渍肌肉，流溢四肢。此《大全》以下三论为见本之治。若《产乳》《三因》，是兼外邪论矣。

妊娠腹痛属子脏寒

《金匮要略》曰：妇人怀妊六七月，脉弦，发热，其胎愈胀，腹痛恶寒者，少腹如扇。所以然者，子脏开故也，当以附子汤温其脏。

徐忠可曰：六七月胃肺养胎，而气为寒所滞，故胎愈胀。寒在内，腹痛恶寒。然恶寒有属表者，此连腹痛，则知寒伤内矣。少腹如扇，阵阵作冷，若或扇之，此状恶寒之异也。且独在少腹，因子脏受寒不能合，故少腹独甚。开者，不敛也。子脏即子宫。附子能入肾，温下焦，故宜附子汤温其经。

妊娠心腹痛属宿冷风寒

《大全》曰：妊娠心腹痛，或宿有冷疼，或新触风寒，皆因脏虚而致发动也。邪正相击，而并于气，随气上下，上冲于心则心痛，下攻于腹则腹痛。妊娠痛，邪正二气交攻于内。若不瘥，痛冲胞胎，必致动胎，甚则伤堕。

妊娠心腹痛属痰饮与脏气相搏

陈良甫曰：妊娠心腹疼痛，多是风寒湿冷痰饮，与脏气相击，故令腹痛。攻不已，则致胎动。

妊娠胸腹刺痛属忿怒忧思

《大全》曰：妊娠四五月后，每常胸腹间气刺满痛，或肠鸣，以致呕逆减食。此由忿怒忧思过度，饮食失节所致。蔡元度宠人有子，夫人怒欲逐之，遂成此病，医官王师复处以木香散，莪术、木香、丁香、甘草，盐汤下，三服而愈。

方约之按：此方所言，妇人忿怒忧思过度，以致胸腹间气刺满痛，此言良是。盖妇人上有舅姑丈夫，事触物忤，不能自决，忧思忿怒，沉郁于中。故丹溪云：气郁便是火。火载胎上，荣卫不通，则胸腹间胀满痛作矣。

慎斋按：以上四条，序胎前腹痛，有风寒、客邪、痰饮、七情，为有余之病也。

妊娠腹痛属胞阻

《金匮要略》曰：假令妊娠腹中痛，为胞阻，胶艾汤主之。

徐忠可按：胞阻者，阻其欲行之血，而气不相顺也，四物汤养阴补血。血妄行，必挟风而为痰浊。胶以骡皮为主，能去风；以济水煎成，能澄浊。艾性温而善行，能导血归经。甘草和之，使四物不偏于阴，此三味之力也。

妊娠腹痛属脾胃气虚

薛立斋曰：胎或作胀，或腹作痛，此是脾胃气虚，不能承载，用安胎饮加升麻、白术。不应，用补中汤。

妊娠腹痛属血虚

《金匮要略》曰：妇人怀胎，腹中疠痛，当归芍药散主之。又妇人腹中痛，小建中汤主之。

妊娠胎痛用地黄当归汤倍熟地

刘宗厚曰：洁古地黄当归汤，治妇人有孕胎痛。胎痛，丹溪以血虚治之，故四物去川芎，倍加熟地，此心法也。

薛立斋按：妊娠腹中不时作痛，或小腹重坠，名胎痛。用当归地黄汤，即内补丸。不应，加参、术、陈皮。或因脾气虚，四君加归、地。

慎斋按：以上四条，序胎前腹痛，有气阻、气虚、血虚，为不足病也。胎有脾胃气虚而腹痛者，用补气调气之法；有阴亏血虚而腹痛者，用补血温经之法。与前条风寒痰饮之证迥别，临证审之。

妊娠顿仆胎伤腹痛用药之法

薛立斋曰：顿仆胎动，腹痛下血，用胶艾汤；未应，用八珍汤加胶、艾。若顿仆胎伤，下血腹痛，用佛手散；未应，八珍汤下知母丸。

胎动不安腹痛辨男女生死之法

王叔和曰：妇人有胎腹痛，其人不安。若胎病不动，欲知生死，令人摸之，如覆杯者男，如肘颈参差起者女也。冷者为死，温者为生。

慎斋按：以上二条，序胎前腹痛，有顿仆伤胎而胎动不安，致有腹痛之证，此非不内外因。一辨用药治法，一辨生死之法也。

妊娠心痛属风邪痰饮

《大全》曰：妊娠心痛，乃风邪痰饮交结，伤心支络，乍安乍作。若伤子脏，则胎动而血下。

慎斋按：以上一条，序胎前有心痛之证也。心痛不止，风邪痰饮，为外感有余病。妊娠心气虚而血少，亦足致此。《大全》论，不过举其一端耳。

妊娠腰痛属风冷乘虚

《大全》曰：肾主腰足，因劳伤损动其经，虚则风冷乘之。腰痛不止，多动胎气。妇人肾以系胞，妊娠腰痛，甚则胎堕。故妊娠腰痛，最为紧要。若闪挫气不行腰痛者，通气散。肾虚者，青娥不老丸。总以固胎为主。

妊娠腰痛属血热血滞

汪石山曰：有妇人怀娠八月，尝病腰痛，不能转侧，大便燥结，医用人参等补剂，痛益加；用硝黄通利之药，燥结虽行，而痛如故。诊之脉，稍洪近快，曰：此血热血滞也，宜四物加木香、乳、没、黄柏、火麻仁。五帖痛减，燥结润。复加发热面赤，或时恶寒，前方去乳、没，加柴、芩。二帖寒热除，而腰痛复作，此血已利矣，前方加人参，服之安。

妊娠腰痛有劳力房事之分

何松庵曰：腰者肾之府，足少阴之所留注。妊娠腰痛，多属劳力。盖胞系于肾，劳力任重，致伤胞系，则腰必痛，甚则胞系欲脱，多致小产。宜安胎为主，胎安而痛自愈。若素享安逸而腰痛，必房事不节，致伤胞系也。若脉缓，遇天阴，或久坐而痛者，湿热也；腰重如带物而冷者，寒湿也；脉大而痛不已者，肾虚也；脉涩而日轻夜重者，气血凝滞也。脉浮者，为风邪所乘；脉实者，闪挫也。若临月腰痛，胞欲脱肾，将产之候也。

妊娠腰痛分证用药之法

薛立斋曰：前证若外邪所伤，用独活寄生汤。劳伤血气，八珍汤加杜仲、砂仁、胶、艾。脾肾不足，前药内加白术、骨脂。气血郁滞，紫苏饮加枳、橘。肝火动，小柴胡汤加白术、枳壳、山栀。肝脾郁结，归脾汤加柴胡、枳壳。

慎斋按：以上四条，序胎前有腰痛之证也。妊娠腰痛，有外感，有内伤。《大全》主于风冷，石山主于血滞，此客邪有余病也。《正宗》以劳力、房事论妊娠腰痛，则又悉病机之要矣。

妊娠小腹痛属风寒相搏

《大全》曰：妊娠小腹痛，由胞络虚，风寒相搏，痛甚，亦令胎动。

慎斋按：以上一条，序胎前有小腹痛之证也。小腹为足厥阴肝经部分，是经或阴血不足，或郁怒气滞，皆足致小腹痛之证。况胎系于肾，肾肝同病。《大全》论风寒相搏，止就外邪一端言之耳。

妊娠经来为激经属阳微不足

王叔和曰：妇人月经下，但为微少，师脉之，反言有躯，其后审然，其脉何类？师曰：寸口脉阴阳俱平，荣卫调和，按之则滑，浮之则轻，阳明、少阴，各如经法。身反洒淅，不欲食，头痛心乱，呕吐，呼则微数，吸则不惊，阳多气溢，阴滑气盛，滑则多实，六经养成。所以月见，阴见阳精，汁凝胞散，散者损堕。设复阳盛，双妊二胎。今阳不足，故令激经也。

妊娠经来属血盛有余

楼全善曰：妊娠经来不多，饮食精神如故，六脉和缓，滑大无病者，血盛有余也。儿大能饮，自不来矣。

慎斋按：以上二条，序胎前经来，有有余不足之分也。胎前下血，则名漏胎；妊娠经来，则名激经。漏胎则无时而下，激经则有时而至。叔和主于阳微不足，全善主于血盛有余，当以人禀之强弱参之。

妊娠胎漏下血为癥病

《金匮要略》曰：妇人宿有癥病，经断未及三月，漏下不止，胎动在脐上者，为癥痼害。妊娠六月动者，前三月经水利，时胎动下血者，后断三月衃也。所以血不止者，其癥不去故也。当下其癥，桂枝茯苓丸主之。

徐忠可曰：妇人行经时，遇冷则血留而为癥。癥者有形可征，然癥病女人恒有，或不在子宫，则行经受胎，经断即是孕矣。未及三月，将三月也，既孕而见血，谓之漏下。未及三月，漏下不止，则养胎之血伤，故胎动。假使胎在脐下，则直欲落矣。今在脐上，是每月凑集之新血，因癥气相妨而为漏下，实非胎病，故曰癥痼害。痼者，宿疾也；害者，累之也。至六月胎动，此宜动之时，但较前三月，经水利时，胎动下血，则已断血。三月不行，复血不止，是前之漏下，新血去而癥反坚牢不去，故须下之为安。药用桂枝茯苓汤者，桂、芍，一阴一阳，茯苓、丹皮，一气一血，调其寒温，扶其正气；桃仁破恶血，消癥瘕，不嫌伤胎者，有病病当之也。且癥之初，必因于寒，桂能化气，消其本寒。癥之成，必挟湿热为窠囊，茯苓清湿气，丹皮清血热，芍药敛肝血而扶脾，使能统血。养正即所以祛邪也。

妊娠胎漏下血属荣经有风

《产孕集》曰：有妊妇月信不绝，而胎不损，问产科熊宗古，答曰：妇人血盛气衰，其人必肥。既娠后，月信常来而胎不动。若便以漏胎治之，则胎必堕。若不作漏胎治，其胎未必堕。今推宗古之言，诚有旨也。《巢氏》云：妇人经闭不利，别无所苦，是谓有子。以经血蓄之养胎，壅为乳汁也。有子后，蓄以养胎矣，岂可复散动耶？所以然者，有妊而月信每至，亦未必因血盛也。妇人荣经有风，则经血喜动，以风胜故也。荣经既为风所胜，则所下者，非养胎之血。若作漏胎治，必服保养补胎药，胎本不损，强以药滋之，是实实也，其胎终堕宜矣。若医者知荣经有风之理，专以一药治风，经信可止，或不服药，胎亦无恙。然亦有胎本不固，因房室不节，先漏而后堕者，须作漏胎治，又不可不审也。

慎斋按：肝经有风，致血得风而流散不归经，以一味防风丸；若肝经有热，致血妄行，条芩炒焦为末，酒下。

妊娠胎漏下血属房室惊触劳力毒食

《产宝百问》曰：妊娠成形，胎息未实，或因房室惊触，劳力过度，伤动胞胎；或因食毒物，致令子宫虚滑，经血淋漓。

若不急治，败血凑心，子母难保。

妊娠胎漏下血属冲任气虚

陈良甫曰：妊娠漏胎，谓妊娠数月，而经水时下也。此由冲任脉虚，不能约制手太阳、少阴之经血故也。冲任之脉，为经络之海，起于胞内。手太阳小肠脉，手少阴心脉，二经相为表里，上为乳汁，下为月水。有娠之人，经水所以断者，壅之养胎也。冲任气虚，则胞内泄，不能制其经血，故月水时下，名胞漏，血尽则毙。又有因劳役喜怒，哀乐不节，饮食生冷，触冒风寒，遂致胎动；若母有宿疾，子脏为风冷所乘，气血失度，使胎不安，故令下血也。

妊娠胎漏下血属血热脾虚不摄

朱丹溪曰：胎漏多因于血热。然有气虚血少者，故《良方》论有下血服凉血药，而下血益甚，食少体倦，此脾气虚而不能摄血也。

妊娠胎漏黄水属肝脾病

《大全》曰：妊娠忽然下黄汁如胶，或如豆汁，胎动腹痛。

薛立斋按：前证肝脾湿热，用升阳除湿汤；若肝脾风热，加味逍遥散；肝脾郁怒，加味归脾汤；脾胃气虚，钱氏白术散。若脾气下陷，补中汤；肝经风热，防风黄芩丸；风入肠胃，用胃风汤。

妊娠胎漏下血分证用药之法

薛立斋曰：妊娠下血不止，名胎淋。血虚用二黄散，血去多用八珍汤，未应，用补中汤。若因事而动，下血，用枳壳汤加生熟地，未应，或作痛，更加当归。血不止，八珍汤加胶、艾。若因怒气，用小柴胡汤；若因风热，一味防风丸；若因血热，一味子芩丸；若脾气虚弱，六君子汤；中气下陷，补中汤。若气血盛而下血者，乃儿饮少也，不必服药。《千金方》治妊娠下血不止，名曰漏胎，血尽子死，方用生地八两，清酒捣汁，服之无时，能多服佳。

慎斋按：以上七条，序胎前有胎漏下血之证也。妊娠胎漏，《金匮》主于癥病痼害，巢氏主于荣经有风，是属有余客邪为病也。若《产宝》以下，《大全》、丹溪主于气虚血虚，是属内伤不足为病也。观立斋用药一条，已分有余不足证治矣。

妊娠尿血属热渗入脬

《大全》曰：妊娠劳伤经络，有热在内，热乘于血，血得热则流溢，渗入于脬，故令尿血。

胎漏下血与妊娠尿血不同之辨

李氏曰：胎漏自人门下血，尿血自尿门下血。妊娠尿血，属胞热者多，四物加山栀、发灰。又方，阿胶、熟地。

慎斋按：以上二条，序胎前尿血之证也。尿血易混于胎漏，得李氏一辨，已见分晰。但胎漏有无时频出，尿血是热入膀胱。本心经有火，移小肠，渗入膀胱，溺时则下，不溺则不下，即是小便溺血，但属妊娠为异耳。

妊娠小便淋属肾虚膀胱热

《产宝百问》曰：肾者作强之官，伎巧出焉。与膀胱为表里，男子藏精，女子系胞。妊娠小便淋者，肾虚而膀胱有热也。肾虚不能制水，则小便数；客热膀胱，则水道涩而数，淋漓不宣。名曰子淋，地肤子汤主之。

妊娠小便涩宜养血导郁

陈良甫曰：孕妇小便涩少，由气血聚养胎元，不及敷荣渗道，遂使膀胱郁热，法当养血以荣渗道，利小便以导郁热，用归、芍调血，人参补气，麦冬清肺，以滋肾水之源；滑石、通草利小便，以清郁滞，名安荣散。方内有滑石，乃重剂，恐致堕胎，若临月极妙。若在七八月前，宜去此味，加石斛、山栀尤稳。

妊娠子淋须分二证

万密斋曰：子淋之病，须分二证。一则妊母自病，一则子为母病。然妊母自病，又分二证：或服食辛热，因生内热者；或自汗自利，津液燥者。其子为母病，亦分二证：或胎气热壅者，或胎形迫塞者。证既不同，治亦有别。大抵热则清之，燥则润之，壅则通之，塞则行之，此治之之法也。

妊娠淋涩分经用药之法

薛立斋曰：妊娠小便涩少淋沥，用安荣散。若肝经湿热，用龙胆泻肝汤；若肝经虚热，用加味逍遥散。若服燥剂而小便频数，或不利，用生地、茯苓、牛膝、黄柏、知母、芎、归、甘草；或频数而色黄，用四物加知、柏、五味、麦冬、元参。若肺气虚而短少，用补中汤加山药、麦冬；若热结膀胱而不利，用五淋散；若脾肺燥不能生化，宜黄芩清肺饮；若膀胱阴虚，阳无所生，用滋肾丸；若膀胱阳虚，阴无所化，用肾气丸。

慎斋按：以上四条，序胎前有小便淋涩之证也。淋有五，丹溪一主于热。若妊娠淋病，《产宝》《良方》以虚热、郁热，属之膀胱。立斋则又推原肝经有湿热、虚热之别。正以膀胱为藏溺之器，而出溺之窍则为足厥阴部分。故欲清膀胱之热者，必兼疏厥阴之气也。

经论转胞之证

《甲乙经》曰：胞转不得溺，少腹满，关元主之。又曰：小便难，水胀，溺出少，胞转，曲骨主之。

转胞病为胞系了戾宜利小便

《金匮要略》曰：妇人病，饮食如故，烦热不得卧，而反倚息者，何也？师曰：此名转胞，不得溺也。以胞系了戾，故致此病。但利小便则愈，宜肾气丸主之。

转胞病属饱食用力因合阴阳所致

《圣济总录》曰：胞受水液，气不转行，则小肠满胀。或饱食用力，或因合阴阳，令胞屈辟，小便不下，遂致胞转。其候水道不通，小腹急痛，烦闷汗出，气逆奔迫，甚至于死，名曰胞转，宜速治之。

转胞病属忍尿疾走饱食入房所致

杨仁斋曰：有胞系转戾不通，不可不辨。胞转证候，脐下急痛，小便不通。凡强忍小便，或尿急疾走，或饱食忍尿，或忍尿入房，使水气上逆，气逼于胞，故屈戾而不得舒张也，胞落即殂。

转胞病属强忍房事所致当治气

王海藏曰：转胞小便，非小肠、膀胱、厥阴受病。盖因强忍房事，或过忍小便，以致此疾。非利药所能利，法当治其气则愈，以沉香木香汤主之。

转胞病属饱食气伤胎系

朱丹溪曰：有妇妊孕九月，转胞小便不出，下急，脚肿，不堪活。诊脉右涩，左稍和，此饱食气伤，胎系弱，不能自举而下坠，压着膀胱，偏在一边，气急为其所闭，故水窍不能出。转胞之病，大率如此。方用参、术、陈皮、炙草、归、芍、半夏、生姜补血养血，气血既旺，胎系自举，则不下坠，方有安之理。顿饮之，探喉令吐药，如是四服，小便通，下皆黑水。再服腹皮、枳壳、砂仁、青葱二十剂，以防产而安。

转胞有四证所致宜举其胎

朱丹溪曰：转胞病，胎妇禀受弱者，忧闷多者，性急躁者，食厚味者，大率有之。古方皆用滑利疏导药，鲜有效。因思胞为胎所压，展在一边，胞系了戾不通耳。胎若举起，悬在中央，胞系得疏，水道自行。然胎之坠下，必有其由也。

转胞病为脬热所迫

徐春甫曰：转胞病由脬为热所迫，或忍小便，俱令水气迫于胞，屈辟不得充畅。外水应入不得入，内溲应出不得出，内外壅滞，胀满不通，故为转脬。其状小腹急痛，不得小便，甚者致死。

转胞病属血少气多有饮

朱丹溪曰：有妊妇患此，脉之两手似涩，重取则弦，此得之忧患。涩为血少气多，弦为有饮。血少则胞弱而不能自举，气多有饮，则中焦不清而隘胞，胞知所避而就下，故坠。以四物加参、术、半夏、陈皮、生姜，空心饮之，随以指探吐药汁，少顷，又与，如是八帖而安。此法果为的确否，恐偶中耳。后有数人历效，未知果何如也。

转胞病属血气虚弱不能上载其胎

朱丹溪曰：有妊娠七八月，小便不通。百医不能利，转急胀，诊之脉细弱。此血气虚弱，不能上载其胎，故胎重坠下，压住膀胱下口，因此溺不得出。若服补药升扶，胎起则自下。因药力未至，愈加急满，遂令老妇用香油涂手，自产户托起其胎，溺出如注，胀急顿解。以大剂参、芪服之，三日后，胎渐起，小便如故。

转胞病属中气虚怯宜用升举

赵养葵曰：有妊妇转胞，不得小便，由中气虚怯，不能举胎，胎压其胞，胞系了戾，小便不通。以补气加升举之药，令下窍通，补中汤加减是也。

转胞与子淋有痛不痛两证不同

《证治要诀》曰：转胞之说，诸论有之，以胎渐长，且近下逼迫于胞，胞为所逼而侧，故名转胞。胞即膀胱也。然子淋与转胞相类，但小便频数，点滴而痛者，为子淋。频数出少不痛者，为转胞。间有微痛，终与子淋不同。并宜生料五积散、五苓散加阿胶。

慎斋按：以上十二条，序胎前有转胞之证也。妊娠转胞，《甲乙》《金匮》二条，是详转胞证候也。而病机所属，则有虚实之分。仁斋以下四条，主于忍尿、饱食、房事、胕热，此实邪为病也。丹溪以下三条，主于血少气虚，此不足为病也。胎前转胞，大抵因气虚血少，血少则胎无以养，气弱则胎不能举，因下坠而压于膀胱，胞为之转，而溺不出。备观丹溪所论，虽有忧闷、性躁、厚味诸因，其立方处治，自探吐、推托二法外，惟以补气补血为主。故立斋云：此证悉如丹溪治法为当。推广言之，又有脾肺气虚，不能下输膀胱者；有气热郁结膀胱，津液不利者；有金为火烁，脾土湿热甚而不利者，当详审施治也。

卷四　胎前证下

经论妊娠舌喑属胞之络脉绝

《素问》曰：人有重身，九月而喑，此何为也？曰：胞之络脉绝也。曰：何以言之？曰：胞络者，系于肾，少阴之脉贯肾，系舌本，故不能言。曰：治之奈何？曰：无治也，当十月复。

妊娠不语名子喑不须药

《大全》曰：孕妇不语，非病也。间有如此者，不须服药。临产月，但服保生丸、四物汤之类，产下便语得，亦自然之理，非药之功也。医者不说与人，临月以寻常药服之，产后能语，以为医之功，岂其功也哉？博陵医之神者，曰郝翁士，有一妇人妊喑，嗫不能言。郝曰：儿胎大经壅，儿生经行则言矣，不可毒以药。

薛立斋曰：《内经》穷理之言，人有患此，当调摄以需之，不必惊畏而泛用药也。

妊娠子喑以降心火清肺金为治

张子和曰：妇人重身，九月而喑者，是胕之络脉不相接也。经曰无治。虽有此论，可煎玉烛散二两，放冷，入蜜少许，时呷之，则心火下降，而肺金自清，故能作声也。

妊娠子喑治当补心肾

马玄台曰：经云：妇人重身，九月而喑者，胞之络脉绝也，无治，当十月复。方论人之受孕，一月肝经养胎，二月胆经养胎，三月心经养胎，四月小肠经养胎，五月脾经养胎，六月胃经养胎，七月肺经养胎，八月大肠经养胎，九月肾经养胎，十月膀胱经养胎。先阴经而后阳经，始于木终于水，以五行之相生言也。然以理推之，手足十二经之脉，昼夜流行无间，无日无时而不共养胎气也，必无分经养胎之理。今曰九月而喑，时至九月，儿体已长，胞络宫之络脉，系于肾经者，阻绝不通，故间有之。盖肾经之脉，下贯于肾，上系舌本，脉道阻绝，则不能言，故至十月分娩后自能言，不必治，治之当补心肾为宜。《大奇论》以胞精不足者，善言为死，不言为生。此可验九月而喑，非胞精之不足，故十月而复也。

张璜按：喑谓有言而无声，故经曰不能言。此不能二字，非绝然不语之谓。凡人之音，生于喉咙，发于舌本。因胎气肥大，阻肾上行之经。以肾之脉，入肺中，循喉咙，系舌本。喉者，肺之部，肺主声音。其人切切私语，心虽有言，而人不能听，故曰喑。肺肾，子母之脏，故云不必治。若《大全》解作不语，则为心病，以心主发声为言也，与子喑了不相干。若子和有降心火之说，玄台有补心肾之言。如果肾之脉络绝，而上干心，则其病不治，岂有产后自复之理乎？故经云：胞之络脉绝。此绝字，当作阻字解。

慎斋按：以上四条，序胎前有子喑之证也。妊娠不语，遵《内经》之旨，固无治法，故《大全》而下，后人不敢强立方论。独子和以降心火为治，玄台以补心肾立法，则以胞之络脉，属手足少阴二经故也。但产后不语，属败血之入心；中风舌喑，属痰涎之滞络，则胎前子喑，亦必有所感。更当详证参治，以补张马二公之未尽。若子喑用玉烛散，似属无理。

妊娠中风宜养血以安胎为主

薛立斋曰：按《机要》云，风本为热，热胜则风动，宜静胜其躁，是养血也。治法宜少汗，亦宜少下。多汗则虚卫，多下则损荣。虽有汗下之戒，而有中腑中脏之分。中腑者，多着四肢，则脉浮恶寒，拘急不仁。中脏者，多着九窍，则唇缓失音，耳聋鼻塞，目瞀便秘。中腑者宜汗，中脏者宜下，表里已和，宜治在经，当以大药养之。妊娠患之，亦当以此施治，佐安胎之药为主，勿过用治中风药。

妊娠风痉为子痫属体虚受风

陈良甫曰：妊娠体虚受风，伤足太阳经络，复遇风寒相搏，则口噤背强，甚则腰反张，名曰痉。其候冒闷不识人，须臾自醒，良久复作，谓之风痉，一名子痫。

子痫分诸证用药之法

薛立斋曰：前证若心肝风热，用钩藤汤；肝脾血虚，加味逍遥散；肝脾郁怒，加味归脾汤；气逆痰滞，紫苏饮；肝火风热，钩藤汤；脾郁痰滞，二陈加竹沥、姜汁。

妊娠瘈疭属心肝二经风火相炽

薛立斋曰：瘈者，筋脉急而缩。疭者，筋脉缓而伸。一伸一缩，手足相引搐搦，此证多属风。盖风主摇动。骆龙吉云：心主脉，肝主筋。心属火，肝属木。火主热，木主风。风火相炽，则为瘈疭。治法，若因风热，钩藤汤加栀、柴、芩、术，以平肝木，降心火，养气血；若风痰上涌，加半夏、南星、竹沥；若风邪急搐，加全蝎、天虫；若气血亏损，八珍汤加钩藤、山栀；若无力抽搐，戴眼反折，汗出如油者，肝绝也，不治。

慎斋按：以上四条，序胎前有中风证，而风痉、子痫、瘈疭，其类及也。中风证多因，治法亦不一。立斋以洁古一论为妊娠中风，治法惟静胜其躁，养血为主，斯为疗胎前中风之要。夫胎之赖以养者，血也。血虚则易于感邪，血行风自灭。丹溪于胎前，惟清热养血为主，立斋祖之，引《机要》一条为证论，诚有本矣。

慎斋再按：胎前中风，此正河间所谓将息失宜，肾水衰而心火旺，肝无所养，是非外中风邪。急当滋其化源，泻南补北，壮水制火，则肝木自平，胎气可安。恐养血犹属第二义也。

妊娠感寒咳嗽为子嗽

陈自明曰：肺内主气，外司皮毛，皮毛不密，寒邪乘之，入射于肺则咳嗽。夫五脏六腑俱受气于肺，各以其时感于寒而为病。秋则肺受之，冬则肾受之，春则肝受之，夏则心受之，长夏则脾受之。嗽不已则传于腑。妊娠而嗽，谓之子嗽。久嗽不已，则伤胎。

妊娠咳嗽属肺燥郁热

朱丹溪曰：胎前咳嗽，由津血聚养胎元，肺乏濡润，又兼郁火上炎所致。法当润肺为主，天冬汤主之。

妊娠咳嗽分证用药之法

薛立斋曰：前证若秋间风邪伤肺，金沸草散；夏间火邪克金，人参平肺散；冬间寒邪伤肺，人参败毒散；春间风邪伤肺，参苏饮。若脾肺气虚，六君子加归、芎、桔梗；若血虚，四物加桑皮、杏仁、桔梗。肾火上炎，六味丸加五味；脾胃气虚，为风寒所伤，补中汤加桑皮、杏仁、桔梗。盖肺属辛金，生于己土，嗽久不已，多因脾虚不能生肺气，腠理不密，致外邪复感。或因肺虚不能生水，致阴火上炎。治法当壮土金，生肾水，以安胎为要。

慎斋按：以上三条，序胎前有咳嗽证也。咳嗽属肺病，《大全》主于外感寒邪，丹溪主于内伤肺燥。若立斋则分四时所感，五脏均受，有风寒火之不同，外感内伤之各别。虽不专属胎前咳嗽论，而治法无殊，总兼安胎为主也。

妊娠伤寒以清热安胎为主

万密斋曰：妊娠伤寒，专以清热安胎为主，或汗或下，各随五脏表里所见脉证主治，勿犯胎气。

妊娠伤寒不可犯胎

吴蒙斋曰：妊娠伤寒，六经治例皆同，但要安胎为主，凡药中有犯胎者，不可用也。如藿香正气散、十味芎苏散、参苏饮、小柴胡汤之类，有半夏能犯胎，如用，须去之。如桂、附、硝、黄等药，皆动胎，凡用必须斟酌。大抵妊娠伤寒，合用汤剂，必加黄芩、白术能安胎，或与此二味煎汤与之。如妊妇素禀弱者，药中四物汤佐之，不可缺。如用小柴胡，去半夏，加白术，合四物汤用之，可以保胎除热，其效如神。余仿此用之则妙矣。

慎斋按：白术、黄芩，为安胎之圣药，此丹溪之妙论也。丹溪以胎前须清热，故用黄芩；胎前须健脾燥湿，故用白术。若妊娠伤寒，为三阳经病，如头痛恶寒发热，白术可遽用之乎？而谓其保胎除热，是关门赶贼矣。

妊娠伤寒用六合汤法

《医垒元戎》曰：胎前病，惟当安胎顺气。若外感四气，内伤七情，以成他病，治法与男子无异，当于各证类中求之。但胎前病，动胎之药切须详审。当以四物汤、加减六合汤。

慎斋按：以上三条，序胎前有伤寒证也。伤寒六经传变，妇人与男子无殊。惟妊妇患此，其用药汗下温之中，当以保胎为主。其一切犯胎之药当酌之，不可云"有故无殒"而毒药乱投，以致伤胎夭枉也。

妊娠疟疾寒热属气血虚损所致

《产宝百问》曰：疟者，寒热之疾，皆因于风寒也。风为阳邪，化气而为热；寒为阴邪，化气而为寒；阴阳相反，邪正更作。或阴并于阳，则阴实阳虚；若阳并于阴，则阳实阴虚。或先伤于风，后伤于寒，则先热后寒；或先伤于寒，后伤于风，则先寒后热。作止有时，故名为疟。经云：夏伤于暑，秋必痎疟。此因暑气所伤也。若妊娠寒热，皆因气血虚损，风寒乘之，致阴阳并挟，寒热互见。经云：阳微恶寒，阴弱发热。此皆虚之所致，不因暑气所作。若寒热不已，熏蒸其胎，胎必伤，人参羌活汤主之。

妊娠疟疾用药以安胎为主

何松庵曰：妊娠病疟，寒热俱作。气为阳，阳虚则恶寒；血为阴，阴虚则发热。盖怀胎最怕寒战，筋骨皆振，易动其胎，用药者必以安胎为首务。盖脾胃虚弱，饮食停滞，或为暑邪所感。六君子加桔梗、苍术、藿香。若外邪多，饮食少，藿香正气散。外邪少，饮食多，人参养胃汤去半夏。热多寒少者，清脾饮去半夏。虚者用四兽饮、四君子加陈皮、半夏、草果、大枣。若久不愈，六君子为主，佐以安胎药。

妊娠即疟属肝虚血燥

赵养葵曰：有患胎疟者，一遇有胎，疟病即发。此人素有肝火，遇有孕则水养胎元，肝虚血燥，寒热往来，似疟非疟也。以逍遥散清肝火，养肝血，兼六味丸，以滋化源。

慎斋按：以上三条，序胎前有疟疾证也。妊娠疟疾，或有风寒暑热之邪，或有气血虚损之候。寒热交作，颔战股栗，百节振摇，堕胎最易。故古人用药，先以安胎为急。但邪不去，则胎亦未必安。故安胎莫先于祛邪，而祛邪如常山、草果、槟榔、厚朴、麻、桂、大黄，又未可浪投。惟发表之中兼补气，清热之中兼养血为当耳。

妊娠痢疾属饮食生冷

陈良甫曰：妊娠饮食生冷，脾胃不能克化，致令心腹疼痛。若血分病，则色赤；气分病则色白；血气俱病，则赤白相杂。若热乘大肠，血虚受患，则成血痢矣。

妊娠痢疾属相火上炎

壶仙翁曰：有妇妊娠，病痢不止，诊其脉虚而滑，两关若涩。此由胎气不和，相火上炎而有热，似痢实非痢也。用黄芩、白术以安胎，四物、生地以调血，数剂而安。

妊娠痢疾属下元气虚

薛立斋曰：有妇妊娠久痢，用消导理气之剂，腹内重坠，胎气不安。又用阿胶、艾叶之类不应，此腹重坠，下元气虚也。胎动不安，内热盛也。用补中汤而安，又用六君子汤痊愈。

妊娠下痢黄水属脾亏气陷

薛立斋曰：妊娠痢下黄水，乃脾土亏损，真气下陷也，当升补中气。若黄而兼青，乃肝木克脾土，宜平肝补脾；若黄而兼白，乃子令母虚，须补脾肺；若黄而兼黑，是水反侮土，必温补脾肾；若黄而兼赤，乃心母益子，但补中益气汤。若肠胃虚弱，风邪客之，用胃风汤；或脾气不安，急补脾胃自安。凡安胎之药，当临病制宜，不必拘用阿胶、艾叶之类。

慎斋按：以上四条，序胎前有痢疾证也。胎前痢，亦有暑邪湿热外感致病，不可专主饮食、生冷为患。但妊娠痢疾，本于脾胃不和，因而气血受病。气伤则白，血伤则赤。若守河间之法降气，后重自除，行血便脓自止。不知胎前之气果可降乎？气降则胎下坠。胎前之血果可行乎？血行则胎必堕。莫若多用木香以调气，多用当归以养血，此二药，乃为胎前痢疾妙剂。再以四物倍白术、黄芩。丹溪所谓先托住正气，以固其胎，而后顺气和血，佐以消积导滞，此治妊痢之要法也。

妊娠霍乱属饮食风冷

《大全》曰：饮食过度，触冒风冷，阴阳不和，清浊相干，谓之霍乱。其间或先吐，或腹痛吐痢，是因于热也。若头痛体疼，发热，是挟风邪也。若风折皮肤，则气不宣通，风热上冲为头痛。若风入肠胃，则泄痢呕吐，甚则手足逆冷，此阳气暴竭，谓之四逆。妊娠患之，多致伤胎。

薛立斋按：前证若因内伤饮食，外感风寒，用藿香正气散；若因饮食停滞，用平胃散；若因脾胃顿伤，阳气虚寒，手足逆冷者，须用温补之剂。治当详审，毋使动胎也。

妊娠霍乱吐利邪气易伤胎元

万密斋曰：霍乱者，阳明胃经之病名也。因平日五味肥酿，腐积成痰，七情郁结，气盛为火，停蓄胃中，乍因寒热之感，邪正交争，阴阳相混，故令心腹绞痛，吐痢并作，挥霍变乱。如邪在上胃脘，则当心而痛，其吐多；邪在下胃脘，则当脐而痛，其利多；邪在中脘，其腹中痛，吐痢俱多。吐多则伤气，利多则伤血。血气受伤，不能护养其胎，邪气鼓击胎元，母未有不殒者。此危证，不可不亟治，宜香苏散加藿香叶主之。

慎斋按：以上二条，序胎前有霍乱证也。妊娠霍乱，吐痢绞痛，最易伤胎。故胎前霍乱，宜辨饮食生冷，暑湿风寒四气之感，随其邪之所凑治之，而以保胎为主也。

妊娠泄泻见证用药治法

《大全》曰：妊娠泄泻，或青或白，水谷不化，腹痛肠鸣，谓之洞泄。水谷不化，喜饮呕逆，谓之协热下利。并以五苓散利小便，次以黄连阿胶丸，或三黄熟艾汤以安之。若泻黄有沫，肠鸣腹痛，脉沉紧数，用戊己丸和之。嗳腐不食，胃脉沉紧，感应丸下之，后调和脾胃。若风冷，水谷不化如豆汁，用胃风汤。寒冷，脐下阴冷洞泄，用理中汤、治中汤。伏暑烦渴泻水，用四苓散。伤湿泄泻，小便自利，用不换金正气散、胃苓汤。此四证之大略也。

慎斋按：泄泻之证多因，有内外之合邪，有虚实之不同。况胎前泄泻，尤宜审因详证。岂四证足以尽之乎？抑四证可执定数方以施治乎？

妊娠泄泻分因用药之法

薛立斋曰：泄泻，若米食所伤，六君子加谷芽；面食所伤，六君子加麦芽；肉食所伤，六君子加山楂。若兼寒热作呕，乃肝木侮脾土，六君子加柴胡、生姜。兼呕吐腹痛，手足逆冷，乃寒水侮土，六君子加姜、桂。不应，钱氏益黄散。若元气下陷，发热作渴，肢体倦怠，补中汤。若泄泻色黄，乃脾土真色，六君子加木香、肉果。若作呕不食，腹痛恶寒，乃脾土虚寒，六君子加木香、姜、桂。若泻在五更侵晨，饮食少思，乃脾肾虚弱，五更服四神丸，日间服白术散。如不应，或愈而复作，或饮食少思，急用八味丸，补命门以生脾土为善。

慎斋按：以上二条，序胎前有泄泻证也。妊娠泄泻，必原其由，大抵不外脾肾二脏虚者居多。夫血统于脾，血壅胎元，则脾阴虚而食不运化，水谷难消而作泻。胎系于肾，肾气弱，命门火衰，胎窃其气以拥护，而肾间之阳不能上蒸脾土，则为泻。此妊娠泄泻之由也。虽其间不无风寒暑湿之外感，饮食生冷之内伤，而属于脾肾有亏者，其本也。《大全》漫序四证，为妊娠泄泻大略，已属草率无理。立斋又以大概泄泻证候，分配某证用某药为治，此胶柱鼓瑟，印定后人眼目，予不能无议者也。

妊娠伤食属于饮食不节

《大全》曰：经云：饮食自倍，肠胃乃伤。又云：阴之所生，本在五味，阴之五宫，伤在五味。若妊娠饮食不节，生冷毒物，恣性食啖，致伤脾胃。故妊娠伤食，最难用药，惟木香丸、白术散二方最稳。

妊娠伤食分证用药之法

薛立斋曰：东垣云：脾胃之气壮，则过时而不饥，多食而不伤。盖胃主司纳，脾主消化，五脏之本也。食倍而伤者，脾气虚而不化也。若投以峻剂，则脾胃复伤，而胎亦损，当审所因调治。若饮食停滞，或腹痛，平胃散。呕吐恶心，加枳壳、砂仁；吞酸嗳腐，加黄连、吴茱。腹满泄泻，六君子汤。停肉食，加山楂；面食，加麦芽、卜子；糯食，加白酒曲；米食，加谷芽；鱼腥伤，倍陈皮。伤辛热之物，加黄连；伤生冷之物，加砂仁、木香。大凡脾胃虚弱，饮食难化，以白术、陈皮为末，神曲丸最稳，枳壳丸可暂用。枳实峻厉，能耗真气，治者慎之。

慎斋按：以上二条，序胎前有伤食证也。妊娠伤食，多由脾胃虚弱，不能运化。况胎以脾胃为主，脾胃强，则胎系如悬钟而不坠。若伤食不化，则脾困而胎不能固。故凡消食导滞，先以补脾健胃为主，则饮食自化。一切峻厉克伐之药，未可浪投，以伤胎气。观立斋一条，得其本矣。

妊娠吐血属脏腑有伤气逆于上

《大全》曰：妊娠吐血者，皆由脏腑有伤。凡忧思惊怒，皆伤脏腑。气逆于上，血随而溢，心闷满烦，久而不已，多致堕胎。

妊娠吐血分证用药之法

薛立斋曰：妊娠吐血，若肝经怒火，先用小柴胡、山栀、生地，次用四物、加味逍遥散；若肝经风热者，防风子芩丸；心经有热者，朱砂安神丸；心气不足者，补心汤；思虑伤心者，妙香散；胃经有火者，犀角地黄汤；膏粱积热者，加味清胃散；肺经有火者，黄芩清肺饮；气不摄血，用补中汤；肾经虚火者，加味六味丸。

慎斋按：以上二条，序胎前有吐血证也。吐血证，或七情内伤，或六淫外感，皆足致失血之患。而妊娠吐血，一主火热者，正以气血壅养胎元，或有所感，则气逆而火上乘，此立斋分证，独主火论也。但火有虚实之分，实火当清热以养血，虚火当滋阴以补水，则胎安而可固。若执以寻常治血之法，用行血消血之剂，胎必堕，而祸不旋踵矣。

妊娠喘息属肺隘气争

《产宝百问》曰：胎前喘息，皆由荣卫之气流行失度。气经于脏，脏不能受，诸气上并于肺，肺隘而气争，故令喘。其始得之，或因恐坠则精却，却则上焦闭而气不行，则留于肝，肝乘于肺，此喘出于肝也。或因惊恐，惊则心无所依，神无所归，气乱于中，心乘于肺，此喘出于心也。或因堕水跌仆，肾气暴动，伤而不通，气留于肾，肾气上乘于肺，此喘出于肾也。或因饱食过伤。动作用力，谷气不行，脾气逆肺，此喘出于脾也。诸脏相乘为喘，名各不同。

妊娠胎逆作喘属于火

朱丹溪曰：妊妇因火动胎，逆上作喘，急则用条芩、香附为末，水调服。

妊娠作喘属毒药伤胎

吕沧洲曰：有妇胎死于腹，病喘不得卧，医以风邪伤肺治之。诊其脉，气口盛人迎一倍，左关弦动而疾，两尺俱短而离经，因曰：病盖得之毒药动血，以致胎死不下，奔迫而上冲，非风寒作喘也。大剂芎归汤，加催生药服之，夜半果下一死胎而喘止。其夫曰：病妾诚有怀，以室人见嫉，故药去之，众所不知也。

慎斋按：以上三条，序胎前有喘证也。《内经》论喘，属于肺经为病。若妊娠气喘，有乍感风寒而不得卧者，客邪胜也。发散自愈，参苏饮主之，三拗汤在所斟酌。若脾虚四肢无力，肺虚不任风寒，肾虚腰酸，短气不能步，猝然气喘不息。此脾肺素亏，母虚子亦虚，肾气不归元而上乘于肺也。生脉散、补中汤去升、柴，加沉香、补骨主之。《产宝》一条，是泛论喘证有五脏相乘，非论胎前病也。丹溪火动作喘，此胎前最多，至于毒药伤胎病喘，时俗往往有之，病机之不可不察者也。

妇人无故悲伤属于脏躁

张仲景曰：妇人脏躁，悲伤欲哭，象如神灵所作，数欠伸，甘草小麦大枣汤主之。

妇人脏躁悲伤治验

许学士曰：有一妇人，数次无故悲泣不止，或谓有祟，祈禳请祷备至，终不应。予忆《金匮》有此证，急治药，尽剂而愈。古人识病制方，种种妙绝如此。

陈良甫曰：记管先生治一妊娠四五月，脏躁悲伤，遇昼则惨戚泪下，如有所凭，与仲景大枣汤而愈。

妊妇悲哀烦躁证用药法

薛立斋曰：有一妊妇，悲哀烦躁，其夫询之，云我无故，但欲自悲耳。用仲景方，又用淡竹茹汤，佐八珍汤。但前证或因寒水攻心，或肺有风邪者，宜审察治之。

慎斋按：以上四条，序脏躁悲伤证。仲景、学士二条，是概病机也。良甫、立斋二条，方主妊娠见证。无故悲伤属肺病。脏躁者，肺之脏燥也。胎前气血壅养胎元，则津液不能充润，而肺为之燥。肺燥当补母，故甘草、大枣以补脾。若立斋用八珍汤，补养气血，真佐前人未尽。

妊娠腹内钟鸣

《大全》曰：孕妇腹内钟鸣，用鼠窟前后土为细末，研麝香，酒调下，立愈。

妊娠腹内儿哭

《产宝》曰：腹中脐带上疙瘩，儿含口中，因妊妇登高举臂，脱出儿口，以此作声，令妊妇曲腰就地，如拾物状，仍入儿口即止。又云：孕妇腹中儿哭，治法亦用空房中鼠穴土，同川黄连浓煎汁饮之，即止。

慎斋按：孕妇腹内钟鸣，即是儿哭证同类，故《大全》治法亦无异。立斋云：黄连性寒，麝香开窍，当酌用。究竟此作何证？凡病能有《灵》《素》不载，而后人以意治之，不可深解者，此类是也。

妊娠胎动腹痛诸因

《产宝百问》曰：胎动腹痛，其理不一，缘饮食冷热、动风、毒物，或因交接动摇骨节，伤犯胞胎，其候多呕，气不调和。或服热药太过，气血相干，急服顺气安胎药。不然，变成胎漏难安矣。

妊娠胎动不安由冲任经虚诸因所感

陈良甫曰：妊娠胎动不安者，由冲任经虚，受胎不实也。有饮酒、房室过度，损动不安；有忤触伤仆，而动不安；有怒气伤肝，或郁结不舒，触动血脉不安；有过服暖药，并犯禁之药，动而不安。有因母病而胎动者，但治母病，其胎自安。有因胎不坚固，动及母病者，但当安胎，其母自愈。

妊娠胎动不安辨子母死生之法

《大全》曰：妊娠胎动，或饮食起居，或冲任风寒，或跌仆击触，或怒伤肝火，或脾气虚弱，当各推因治之。轻者转动不安，重者必致伤堕。若面赤舌青，是儿死也。面青舌赤吐沫，是母死也。唇口色青，两边沫出，是子母俱死，须察治之。

慎斋按：以上三条，序妊娠有胎动不安证也。妊娠胎动不安，必有其由，《产宝》二条，原其因也。《良方》三条，是验胎动有死生之法也。

妊娠胎动与胎漏之辨

《女科正宗》曰：胎动与胎漏皆下血，胎动则腹痛，胎漏无腹痛。故胎动宜行气，胎漏宜清热。盖缘子宫久虚，致令坠胎，其危同于风烛，非正产可比，急以杜仲丸预服。

妊娠坠仆伤胎

《大全》曰：妊娠惊胎者，乃怀娠将满，胎神已具，坠仆伤胎，甚至下血不醒。若欲验子母安否，当参前论治之。

妊娠热病伤胎

陈良甫曰：凡妊娠患热病，脏腑熏灼，其胎致死，身冷而胎不自出。服黑神散暖其胎，气温即自下。药用附子、桂心、干姜、当归、生地、白芍、黑豆。

妊娠挟病伤胎

《大全》曰：妊娠羸瘦，或挟疾病，脏腑虚损，气血枯竭，既不能养胎，致伤胎气不固。终不能安者，可下之，免害妊妇。

慎斋按：既云脏腑虚损，气血枯竭，而遽云下之，以免害妊妇，独不顾披枝伤根之患乎？

妊娠筑磕伤胎

《大全》曰：妊娠五七日，因事筑磕着胎，或子死腹中，恶露以下，疼痛不止，口噤欲绝，用神妙佛手散探之。若不损则痛止，子母俱安。若损胎，立便逐下。又名芎藭汤。又云此药治伤胎去血，多神效。

妊娠毒药伤胎见证不可作中风治

《捷径方》曰：治毒药攻胎，药毒冲上，外证牙关紧急，口不能言，两手强直，握拳自汗，身微热，与胎前中风相似。但其脉浮而软，十死一生，医多不识，若作中风治之，必死。用白扁豆二两，生，去皮为末，汲新水调下，即效。

妊娠毒食伤胎

《捷径方》曰：妊妇或食毒物，或误服草药，伤动胎气，下血不止，胎尚未损，服之可安。已死，服之可下。用桂、桃仁、丹皮、赤芍、茯苓，名夺命丸，淡醋汤下。丹溪亦称其妙。

慎斋按：以上七条，序胎前有伤胎证也。妊娠怀胎，或饮食不慎，起居不时，则有伤胎之患。而胎之伤也不一，有惊恐坠仆，有热病诸疾，有筑磕、毒药、毒食种种，均足致胎之伤。此非脉之可凭，必须医者数问，以悉其情，而后可以审证施治也。

子死腹中分寒热用药下法论

《圣济总录》曰：胞衣未下，急于胎之未生；子死腹中，危于胎之未下。盖胞衣未下，子与母气，通其呼吸。若子死腹中，胞脏气寒，胎血凝冱，气不升降，古方多以行血顺气药，及硝石、水银、硇砂之类；若胎已死，躯形已冷，血凝气聚，复以至寒之药下之，不惟无益，而害母命者多矣。古人用药，深于用意。子死之理有二端，用药寒温，各从其宜。有妊娠胎漏，血尽子死者；坠堕颠仆，有内伤子死者；有久病胎萎子死者。以附子汤进三服，使胞脏温暖，凝血流动。盖附子能破寒气、堕胎，此用温药之意也。有因伤寒热病温疟之类，胎受邪热毒气，内外交攻，因致胎死，留于胞脏。古人虑胎受毒气必胀大，故用朴硝、水银、硇砂之药。不惟使胎不长，又能使胎化烂，副以行血顺气之药，死胎即下也。

妊娠胎病宜下

陈良甫曰：人之胃气壮实，冲任荣和，则胎得其所，如鱼处渊。若气血虚弱，无以滋养，其胎终不能成，宜下之，以免其祸。

妊娠死胎用牛膝

《证治要诀》曰：有胎漏不止，欲因其势遂下之，惟佛手散，可安即安，不可安即下，顺其自然。医者检方，用牛膝一两，酒煎服。谓牛膝补下部药，用之何害？服之未下，又进桂香散，血遂暴下如决，煎独参汤未成而卒。或问：牛膝补药而能堕胎，何也？曰：生则宜而熟则补。故破血之与填精，如箭锋相射，岂独牛膝哉。鹿角亦堕胎破血，煎为白胶则安胎止血。因其熟而信其生，此之谓粗工，著以为世戒。

慎斋按：以上三条，序胎伤用下，恐有误下之戒也。妊娠胎伤宜下，下法最宜谨，不可轻议。如胎死腹中，必先验舌青、腹冷、口秽的确，方可用下，亦必先固妊妇本元，补气养血，而后下之。若偶有不安，未能详审，遽用峻厉攻伐，岂能免不测之祸？此《要诀》云顺其自然四字最妙。立斋亦云：胎果不能安者，方可议下。慎之慎之，前贤之垂戒深矣。

妊娠堕胎分月数调养

巢元方曰：妊娠受胎在腹，七日一变。今妇人堕胎，在三月五月七月者多，在二月四月六月者少。脏阴而腑阳。三月属心，五月属脾，七月属肺，皆在五脏之脉，阴常易亏，故多堕耳。如在三月曾堕，后受孕至三月亦堕，以心脉受伤也，先须调心。五月七月亦然。惟一月堕胎，人皆不知也。一月属肝，怒则多堕，洗下体则窍开亦堕。一次既堕，肝脉受伤，下次亦堕。今之无子者，大半是一月堕胎，非尽不受孕也。故凡初交后，最宜将息，勿复交接，以扰子宫。勿令劳怒，勿举重，勿洗浴，又多服养肝平气药，则胎固矣。

妊娠堕胎属中冲脉伤

孙千金曰：凡女人受孕，经三月而堕者，虽气血不足，乃中冲脉有伤。中冲脉即阳明胃经供应，胎孕至此时，必须节饮食，绝欲戒怒，庶免堕胎之患。

妊娠堕胎属心包脉虚

潘硕甫曰：巢氏论诸经脉养胎，各三十日，而十二经中，独心与小肠不养胎，何也？心为牡脏，小肠为腑，主生血而合脉，经曰：脏真通于心，心藏血脉之气也。有孕则经脉不通，许学士所谓闭经以养胎是也。是知胎以血为本，始终皆在于心，自不当以输养分次第矣。三月之时，心包络养胎。《灵枢》云心包主脉，若分气及胎，脉必虚代。经云：心合脉，盖心与包虽分二经，其实原属一脏故也。若至期，当养之经虚实不调，则胎不安，甚则下血而堕矣。

妊娠堕胎属风冷乘子宫

齐仲甫曰：妇人血气调和，胎气乃安。若血气亏损，子宫为风冷所乘，致荣亏卫弱，不能荣养其胎而堕。假令妊娠三月，当手心主包络养之。如不善摄生，伤其经，则胎必堕。后有娠，至其时复堕。如妊娠腰常痛，须防堕胎。腰为肾府，女子以系胞故也。

妊娠胎堕属血虚内热

朱丹溪曰：阳施阴化，胎孕乃成。血气虚损，不足以荣其胎，则自堕。譬如枝枯则果落，藤萎则花坠。或劳怒伤情，内火便动，亦能堕胎。正如风撼其树，人折其枝也。火能消物，造化自然。《病源》乃谓风冷伤子脏而堕，此未得病情者也。有孕妇至三四月必堕，其脉左手大而无力，重取则涩，知血少也。止补中气，使血自荣。以白术浓煎下黄芩末，数十剂而安。因思胎堕于内热而虚者为多。曰热曰虚，当分轻重。盖孕至三月，上属相火，所以易堕。不然，黄芩、熟艾、阿胶何为安胎妙药耶？

妊娠堕胎属性躁少阳火动

汪石山曰：有妇性躁急，常患堕胎已七八。诊其脉皆柔软无力，两尺虽浮而弱，不任循按。此因堕胎太多，气血耗甚，胎无滋养，故频堕也。譬之水涸而禾枯，土削而木倒。况三月五月，正属少阳火动之时，加以性躁而急，故堕多在三五七月也。宜大补阴汤，去桂加芩、柏，蜜丸服之。

妊娠胎堕属相火伤精

朱丹溪曰：有妇经住，或成形未具，其胎必堕。察其性急多怒，色黑气实，此相火太盛，不能生气化胎，反食气伤精故也。

妊娠胎堕属子宫真气不全

朱丹溪曰：有妇经住三月后，尺脉或涩或微弱，其妇却无病，知是子宫真气不全。故阳不施，阴不化，精血虽凝，终不成形，至产血块，或产血胞也。惟脉洪盛者，胎不堕。

妊娠胎堕之因有五由气血虚不能荣养胎元

王海藏曰：堕胎皆由气血虚损，不能荣养胎元而堕。或七情太甚，内火发动，火能消物而堕；或过伤劳役饥饱，动胎而堕；或过于房事，触动其胎而堕；或劳力跌仆闪挫，伤动其胎而堕；或大怒悲哀，伤动心肝之血而堕。然小产重于大产，由于胎脏损伤，胞系腐烂故也。治宜补虚生肌肉，养脏气，生新血，祛瘀血为主。或素有堕胎之患者，宜按证治之。

妊娠堕胎先补脾胃

王节斋曰：妇人堕胎，多在三五七月。除跌仆损伤外，若前次三月而堕，则下次亦必如期而堕。故于产后，须多服养气血之剂，以固胎元而补其虚。如养胎全在脾胃，譬犹钟悬于梁，梁软则钟下坠，折则堕矣。故白术为补脾安胎之要药也。若因气者，多加砂仁，少佐木香以行气。

慎斋按：以上十条，序胎前有堕胎证也。妊娠堕胎，有客邪外伤而堕者，有气血虚弱而堕者，有劳力房事动火而堕者，前条已备病机之要。而保胎之法，节斋之论，在养脾胃其本也。莫若《千金》保胎丸，用白术、黄芩、熟地、当归、杜仲、续断、阿胶、香附、益母、川芎、陈皮、砂仁、艾叶，枣肉丸一方为最妙。赵养葵得其意，以六味丸加杜仲、续断、阿胶、五味，急滋肾水，以固胎元。正以胎系于肾，肾气壮则胎固而可安。此正补脾不如补肾之要妙也。

堕胎后有下血不止血凝不出二证

齐仲甫曰：血寒则凝，血温则散。若堕胎损经，其血不止或不出。一则因热而行，一则气虚不敛。泻血多者，必烦闷而死。或因风冷堕胎，血冷相搏，气虚血逆上，则血结不出，抢上攻心，则烦闷而死。当温经逐寒，其血自行。若血淋沥不止，是冲任气虚，不能约制故也，宜胶艾汤，加伏龙肝散。

堕胎后下血不止宜补胃气

陈良甫曰：堕胎后复损经脉，下血不止，甚则烦闷至死，皆以调补胃气为主。

慎斋按：以上二条，序堕胎之后，有下血不止，有血凝不出二证也。堕胎而血出过多不止者，经脉损而冲任之气虚而不摄，是不足病也，法当大补气血以固其脱。堕胎而血凝不行作痛者，外邪乘而败浊之血闭而不流，是有余病也，法当导瘀消蓄，以温其经。不特堕胎为然也，即产后见是证，亦宜以此治之。

半产属冲任气虚胎元不固

武叔卿曰：妊娠日月未足，胎气未全而产者，谓之半产。盖由妊妇冲任气虚，不能滋养胎元，胎气不固。或颠仆闪坠，致气血损动，或因热病、温疟之类。仲景谓虚寒相搏，此名为革，妇人则半产、漏下是也。

小产由于欲动火扰

《产宝百问》曰：驴马有孕，牡者近身则蹄之，名为护胎，所以绝无小产。人之胎系胞中，气血养之，静则神藏，欲火一动，则精神走泄，火扰于中，则胎堕矣。种玉者，知欲而不知忌，可不慎哉？

戴景元曰：妇人觉有娠，男即不宜与接。若不忌，主半产。盖女与男接，欲动情胜，亦必有所输泄，而子宫不闭，固多致半产。女科书俱无此论，可谓发前人未发。

小产有三因之感戒服热药

《便产须知》曰：半产俗呼为小产，或三月四月，或五月六月，皆为半产，以男女成形故也。或因忧恐悲哀暴怒，或因劳力打仆损动，或因触冒风寒暑热。大忌黑神散热药，转生他病，宜玉烛散、和经汤之类。盖小产不可轻视，将养十倍于正产可也。

慎斋按：妊娠有三因之感，黑神散固在所忌，而玉烛散亦未便可服也。

妇人半产误用寒药损治宜活血升举论

李东垣曰：妇人分娩，半产漏下，昏冒不省，瞑目无知。盖因阴血暴亡，有形血去之后，则心神无所养。心与包络者，君火相火也。得血则安，亡血则危。火上炽，故令人昏冒；火乘肺，故瞑目；不省人事，是阴血暴亡，不能镇抚也。血已亏损，医反用滑石、甘草、石膏，辛甘大寒之药，泻气中之热，是血亏泻气，二者俱伤，反成不足虚劳病。夫昏迷不省者，上焦心肺之热也，为无形之热，而用寒凉之药驱令下行，岂不知上焦之病，悉属于表，乃阴证也，汗之则愈。今反下之，暴亏气血，生命岂能久长？又不知《内经》有云：病气不足，宜补不宜泻。瞑目合眼之病，悉属于阴，宜汗不宜下。又不知伤寒郁冒，得汗则愈，是禁寒凉药也。分娩半产，本气不病，是暴去有形之血，亡血则补血，又何疑焉？补血则神昌，血下降亡，当补而升举之，心得血则能养而神不昏。血暴降下，是秋冬之令太旺，今举而升之，以助其阳，则目张而神不昏迷矣。今立方，生熟地四物，加红花、细辛、蔓荆、羌、防、升、柴、葛根、藁本、甘草，补血养血，生血益阳，以补手足厥阴之不足，名全生活血汤。

慎斋按：东垣先生之论至妙，但半产病昏迷不省，谓上焦心肺表病，而曰汗之则愈，引伤寒郁冒证，以得汗为愈，作半产证治法，岂不知亡血家不可发汗之义。且立方风药倍多于血药，且云升举其阳之意，又不用一味气药，以益血之脱，是不能无疑于此论也，俟正之。

小产用药之法

薛立斋曰：小产重于大产，大产如栗熟自脱。小产如生采，破其皮壳，断其根蒂也。但人轻忽致死者多。治法宜补形气，生新血，祛瘀血。若未足月，痛而欲产，芎归补中汤倍加知母止之；若产而血不止，人参黄芪汤补之；若产而心腹痛，芎归汤主之；胎气弱而小产者，八珍汤固之。

慎斋按：以上五条，序胎前有半产证也。妊娠半产，非七情六淫，劳役房室则无是患。故用药与正产无殊，总不外丹溪大补气血为主一论也。然堕胎与半产证有别，如一月二月三月四月，胎未成形而下者，名曰堕胎。至五月六月七月八月，胎已成形而下者，名曰半产。堕胎总属妊妇气血虚弱，冲任经虚，以致胎元不固。故《千金》保胎丸一方最妙，而赵养葵以六味饮加杜、续、五味、阿胶，为安胎之圣药，此传心之秘典也。

妇人怀胎有未足月而产有过期而不产

《妇人良方》曰：妇人怀胎，有七月八月而产者，有至九月十月而产者，有经一年二年，乃至四年而后产者，各依法治之。

楼全善曰：先期欲产者，凉血安胎；过期不产者，补血行滞。

妊妇胎孕迟速论

虞天民曰：或问：娠妇有按月行经，而胎自长者，有三五个月间，其血大下而胎不堕者，或及期而分娩，或逾月而始生，其理何与？曰：按月行经，而胎日长者，名曰盛胎。其妇血气充盛，养胎之外，其血有余故也。有数月之胎，而血大下，谓之漏胎。因事触胎，动其妊脉，故血下而不伤子宫也。然虽孕中失血，胎虽不堕，气血亦亏，多致逾月不产。曾见有十二三月，或十七八月，或二十四五个月生者，往往有之。俱是气血不足，胚胎难长故耳。凡十月之后未产者，当服大补气血之药，以培养之，庶无分娩之患也。

慎斋按：妊娠十月而产，其常也。其有逾者，如唐尧之与汉昭是也。若云二年四年，则怪诞不经矣。尚得谓胎孕乎？虞花溪又从而附会之，无稽之言，勿听可也。

妇人胎孕变常记

李时珍曰：女子二七天癸至，七七天癸绝，其常也。有女年十二、十三而生子，如褚记室所载：平江苏达卿之女，年十二受孕。有妇人年五十、六十而生子，如《辽史》所载：呕普妻，年六十，生二男一女。此又异常之尤，学医者宜留心焉。

慎斋按：以上三条，序胎孕育产，有迟速变异之证也。

妊娠胎萎燥属于所禀怯弱

《圣济总录》曰：人受气于有生，十二经脉，迭相滋养。凡胎处胞中，或有萎燥者，由孕妇所禀怯弱，不足自周，阴阳血气偏胜，非冷即热，胞胎失于滋养，所以萎燥不长也。惟宜资母血气，则胎从而有养矣。

妊娠胎气不长属脾胃饮食减少

《圣济总录》曰：妊娠将理无方，脾胃饮食减少，不能行荣卫，化精微，养冲任，故令胎脏内弱，子气不足，生化稍亏。巢元方谓母病疗母，则胎安是也。若使脾胃和而能食饮，水谷化而运气血，何虑胎气不长也。

慎斋按：以上二条，序妊娠有胎萎不长证也。妊娠以十二经脉养胎，全赖气血以充养胎元。而气血之旺，惟以脾胃水谷之气化精微，而生血气。虽有宿疾失调，总以健脾扶胃，为长养胎元之本，此《圣济》一条，为知要也。

鬼胎属于荣卫虚损精神衰弱

《妇人良方》曰：人之脏腑调和，则血气充实，风邪鬼魅，不能干之。若荣卫虚损，精神衰弱，妖魅鬼精，得入于脏，状如怀娠，故曰鬼胎也。

鬼胎属女人之思想所结

虞天民曰：或问：妇人怀鬼胎者，何欤？曰：昼之所思，为夜之所见。凡男女之性淫而虚者，肝肾相火无时不起，故劳怯人多梦与鬼交。所谓鬼胎者，伪胎也，非实有鬼神交接成胎也。古方有云：思想无穷，所愿不遂，为白淫、白浊流于子宫，结为鬼胎。本妇自己之血液淫精结聚成块，胸腹胀满，俨若胎孕耳。非伪胎而何？滑伯仁《医验》有杨天成女，薄暮游庙，庙庑见一黄衣神，觉心动，是夕梦与交，腹渐大如孕，邀伯仁诊之。曰：此鬼胎也。女道其故，遂与破血堕胎之药，下如蝌蚪鱼目者二升许，遂安。此非遇神交乎？曰：有是事，实无是理。岂有土木为形，能与人交而有精成胎耶？此非神之惑于女，乃女之感于神耳，度此女必年长无夫。正所谓思想无穷，所愿不遂也。

鬼胎属元气不足以补元气为主

薛立斋曰：鬼胎证，因七情相干，脾肺亏损，气血虚弱，行失常道，冲任违乖致之。乃元气不足，病气有余也。若见经候不调，就行调补，庶免此证。治法以补元气为主，佐以雄黄丸、斩鬼丹之类行散之。

鬼胎属郁怒伤肝脾所致

薛立斋曰：一妇人经闭八月，肚腹渐大，面色或青或黄，用胎证药不应。诊视之，面青脉涩，寒热往来，肝经血病也；面黄腹大，少食倦体，脾经血病也。此郁怒伤脾肝之证，非胎也。不信，仍用治胎散，不验，用加味归脾、逍遥二药愈。

慎斋按：以上四条，序孕妇有鬼胎之证也。

妇人肠覃似孕属气病论

罗谦甫曰：有女子月事不下，腹如怀子状，医者不知《内经》有肠覃、石瘕之病名，而疑为妊孕。经云：肠覃者，寒气客于肠外，与卫气相搏，气不得荣，因有所系，瘕而内着，恶气乃起，息肉乃生。其始生，大如鸡卵，稍以益大，至其大如怀子状，久则离岁，按之则坚，推之则移，月事以时下，此其候也。夫肠者，大肠也；覃者，延也。大肠以传导为事，肺之腑也。肺主卫，卫为气，得热则泄，得寒则泣。今寒客大肠，故卫气不荣，有所系止，而结瘕在内贴着，延久不已，是名肠覃。气散则清，气聚则浊，结为瘕聚。所以恶气发起，息肉乃生，小渐益大，至期而鼓，其腹如怀子状。此气病而血未病，故月事不断，应时而下，本非胎孕，可以此为验辨，木香通气散主之。

妇人石瘕似孕属血病论

罗谦甫曰：经云：石瘕生于胞中，寒气客于子门，子门闭塞，气不得通，恶血当泻不泻，衃以留止，日以益大，状如怀子，月事不以时下，皆生于女子，可导而下。夫膀胱为津液之府，气化则能出。今寒客子门，则气塞不通，血壅不流，衃以留止，结硬如石，是名石瘕。此先气病而后血病，故月事不来，可宣导而下，非大辛热之剂不能已，可服见睍丸、和血通经汤。

妇人蓄血似孕宜大下法

《折肱漫录》曰：予媳申氏，多郁怒，忽患不月，腹渐大，疑有妊，医视之，亦以为妊也。十余月勿产，诸症渐见，疑之。医者亦疑为蓄血，欲下之，以体弱不胜，可暗消，久用行血调血药，不敢用下血药，竟至不起。后阅盛启东治东宫妃一案，大悔悼。永乐中，东宫妃张氏，经不通者十阅月，众医以为胎也。胀愈甚，上命启东诊，一一如见，方皆破血之剂，服药下血数斗而疾平。予媳病正与此合。当十月外，既确知非妊，宜大胆下之，可得生，惜医无胆，不亦伤乎。

慎斋按：以上三条，序胎孕有肠覃、石瘕、蓄血之疑证也。前条鬼胎，本之荣卫虚弱，精神恍惚，则妖魅鬼邪，得乘虚感人脏腑，故立斋一以补元气为主。若《内经》肠覃、石瘕，一犯大肠为气病，一犯子门为血病，几与鬼胎相似。鬼胎与妊孕在疑似间，非医者有洞垣之见，往往误治。故附蓄血一案，以为宜下之法。但下法必见证不疑者，始可与议此也。

卷五　产后证上

临产将息之法

《妇人良方》曰：妊娠至临月，当安神定虑，时常步履，不可多睡饱食，过饮酒醴杂药。欲产时，不可多人喧哄怆惶。若见浆水，腰间痛甚，是胎已离经，方用药催生坐草，不可早服催生药，早坐草，慎之。

临产调护用药之法

薛立斋曰：欲产时，觉腹内转动，即当正身仰卧，待儿转身向下，时作痛，试捏产母手中指中节或本节跳动，方临盆，即产。若初觉，不可仰卧，以待转胞。或未产而水频下，此胞衣已破，血水先干，必有逆生难产之患。若胞衣破，不得分娩，用保生无忧散以固其血；如血已耗损，八珍汤加益母草浓煎，时饮之。凡孕妇上腹痛，未产也；连腰痛者，将产也。肾候于腰，胞系于肾故也。凡孕有生息不顺，宜嘱稳婆只说未产。或遇双胎，只说胞衣。恐惊则气散，愈难生息。大抵难产，多患郁闷安逸、富贵之家。治法虽云胎前顺气，产后补血，不可专执。若脾胃不实，气血不充，宜预调补之。

临产预备必用之药

《妇人良方》曰：花蕊石散为血入胞衣，胀大不能下，或恶露上攻；佛手散治血虚危证；加味芎归汤入龟甲，治交骨不开；蓖麻子治胎衣不下；失笑散治恶露腹痛，不省人事；醋油调滑石，涂入产门，为滑胎之圣药；清魂散，治血晕诸证；平胃散、朴硝、水银，为腐化死胎之剂。皆为临产时紧要之药也。若气血虚损，以八珍、十全汤加减。

临产腹痛宜辨弄胎试胎二候

《便产须知》曰：临月或腹痛，或作或止，或一二日三五日，胎水已来，腹痛无已时，名曰弄胎，非当产也。又有一月前，忽然腹痛，如欲便生，名曰试胎，非当产也。凡腹痛，胎水来与不来，俱不妨事，但当宽心候时。若果当生，痛极不已，腰间重胀，谷道挺并，浆水淋下，其儿遂生。盖产自有时，如果熟香飘，瓜熟蒂落是也。

慎斋按：以上四条，序临产时有将息调护之法，有预备必用之药。若弄胎、试胎一条，亦临产或有之事，不可仓惶鲁莽，反致有害也。

难产由于安逸气滞

《大全良方》曰：妇人以血为主，惟气顺则血和，胎安则产顺。今富贵之家，过于安逸，以致气滞而胎不转。或为交合，使精血聚于胞中，皆致难产也。

难产由于恐惧气结

许叔微曰：有产累日不下，服催生药不验，此必坐草太早，心惧而气结不行也。经云：恐则气下，恐则精怯，怯则上焦闭，闭则气还，还则下焦胀，气乃不行，得紫苏饮一服便产。

难产由于胞中败血壅滞

郭稽中曰：难产者，因儿转身，将儿枕血破碎，与胞中败血壅滞，儿身不能便利，是以难产。急服胜金散，消其血，则儿易生矣。

难产由于胞破血干

陈无择曰：难产多因儿未转顺，坐草太早，或努力太过，以致胞衣破而血水干，产路滞而儿难下。宜先服催生如神散，以固其血。

难产由于妊孕房事不谨

虞天民曰：或问：丹溪所谓难产之妇，多是八九个月内，不能谨慎，以致气血虚故也。其旨何与？曰：妇人有娠，不宜与丈夫同寝。今人未谙此理，至八九月内，犹有房室。夫情欲一动，气血随耗。胎孕全赖气血培养，气血既亏，则胎息羸弱，日月既足，即欲分娩，拆胞求路而出。胞破之后，胞中浆水沛然下流，胎息强健者，即翻身随浆而下，此为易产。胎息倦弱者，转头迟慢，不能随浆而出，胞浆既干，污血闭塞生路，子无所向，遂致横生逆产。急服催生药，逐去恶血，道路通达，庶速产也。

慎斋按：以上五条，序临产时有难产之患也。难产之由，在平时则有安逸气滞，有心恐气结，有房室不谨。在将产则有败血壅滞，有胎浆干涸，大要不外此数证。

治难产胞浆干令通上下之气

《大全》曰：胞浆先破，恶水来多，胎干不得下，先与四物补养气血，次煎浓葱汤，令稳婆洗产户，令气上下通畅。更用酥油滑石涂产门，次服神妙乳砂丹，或葵子如圣散。

治难产以顺气和血为主

《女科正宗》曰：难产有因母气血盛，胎肥而难产者；有因母气弱，血枯涩而难产者。悉是平时不善调摄，或七八月犯房室，致污浊凝滞，不得顺生。大法以顺气和血为主。如浆干不下者，滋润为主；污血阻滞者，逐瘀为主。如坐草用力早，胞水干者，滑胎散、神应散，连进大剂，如鱼得水自顺矣。

治产难子死腹中有下法

陈良甫曰：产难，子死腹中者，多因惊动太早，或触犯禁忌，致令产难。胞浆已破，无血养胎，枯涸而死故也。须验产母之舌，若舌青黑者，其胎已死，当下之，平胃散加朴硝。

薛立斋曰：若胎死，服朴硝，下秽水；肢体倦怠，气息奄奄，急用四君子为主，佐以四物，加姜、桂调补之。

慎斋按：以上三条，序治难产之大法也。难产治法，或开滑子宫，或通上下之气，或滋养气血，当随机应变。若胎死腹中，惟有下法。下后，当从立斋之论为要，不可不知。

交骨不开产门不闭子宫不收三证

薛立斋曰：三者皆由元气素弱，胎前失于调理，致气血不能运而然。交骨不开者，阴血虚也，佛手散加龟甲；产门不闭者，气血虚也，十全大补汤加五味子收之；子宫不收者，补中益气加醋炒白芍、五味。如初产肿胀，痛而不闭者，加味逍遥散；若肝既消而不闭者，补中汤加半夏、茯苓，以健脾，使元气复而诸疾自愈。切忌寒凉之剂。又曰：交骨不开者，阴气虚也。龟为至阴，板则交错相解，故用之。又有开骨膏，明乳香一两，五月五日研细，猪血为丸，如鸡豆大，朱砂为衣，加味佛手散送下。

单养贤曰：产后见此三证，总服生化汤。如交骨不开，加龟甲一枚。

盘 肠 生

《便产须知》曰：盘肠生者，临产子肠先出，然后产子则肠不收，名曰盘肠产。稳婆以醋水各半盏，默喷产妇之面，肠即收上。又古方用蓖麻子仁四十九粒，研涂产母头顶，肠即收上，急洗去。其肠若干不收，以磨刀水少许温润之。若以水喷面，恐惊则气散，愈难收也。肠干者，浓煎黄芪汤，浸其肠于漆盘中，温暖熏之即上。

李太素曰：盘肠生，是必母气血虚弱，因而下脱。当用补气补血之药，兼以升提，则肠自收矣。大剂参、芪、芎、归，加升麻。

慎斋按：以上二条，序交骨不开、盘肠生，是难产中之见证也。难产不止此二证，横逆产法在稳婆妙手，其用药亦不外后条诸法。

寒月冻产宜暖

杨子建曰：冻产者，冬月天冷，产母经血得冷则凝，致儿不能下，此害最深。故冬月产者，下部不可脱去棉衣，并不可坐卧寒处，使满房围炉，常有暖气。令产母背身向火，脐下腿膝间常暖，血得热则散，儿易生也。

夏月热产宜凉

杨子建曰：热产者，盛夏之月，产妇要温凉得所。不可恣意取凉，伤损胎气。不可人多，热气逼袭，产母心烦，热血沸腾，有郁冒冲晕之患。

慎斋按：杨子建有十产论，俱不可不知。但八条悉属产母与稳婆之事，故不尽录。其冻产、热产二条，惟在医者用药调护，因节取之。予谓古方临产用药最多。丹溪云：只用佛手散最稳当，又效捷。后读单养贤《产宝新书》有生化汤一方，为产后加减，今当以二方为主。如寒月冻产，多加肉桂、乳香。夏月热产，多加辰砂、益元散，均用童便半盏冲入。人参量产妇元气虚实，多寡加之可也。

催生药宜助气血为主

杨子建曰：催生者，言欲产时，儿头至产门，方服药催之。或经日久，产母困倦难生，宜服药以助血气，令儿速生也。

催 生 大 法

《大全》曰：大法滑以流通滞涩，苦以驱逐闭塞，香以开窍逐血。气滞者行气，胞浆先破血干者，固血。

慎斋按：《大全》云：滑以流通滞涩者，如车前、滑石、凤仙子、蜀葵子、麻油、香油、白蜜、牛乳、猪脂之属，皆滑剂也。苦以驱逐闭塞者，如桃仁、干姜、赤芍、厚朴、朴硝、大黄之属，皆苦剂也。香以开窍者，如乳香、麝香、白芷、肉桂之属，皆香剂也。气滞，则香附、枳壳、陈皮、乌药、青皮，皆顺气之剂也。血干，则当归、川芎、益母、红花、丹参之属，皆固血之剂也。

催生用药诸方

《女科正宗》曰：催生多用滑利迅速之药，古方有兔脑、蛇蜕、笔尖、弩牙、急性子之类，皆一时妙用。惟佛手散为至当不易。至如手握石燕，足贴蓖麻，子道干涩则用葵子、榆白皮、猪脂、葱油、蜜、牛乳以润之。天寒风冷，使气血凝滞，则用乳香、麝香之类，以香能开窍逐污也。

慎斋按：以上三条，序催生用药之大略也。催生古方甚多，有不甚稳者，概删之。

产 后 脉

叔和曰：产后寸口洪疾不调者死，沉微附骨不绝者生。又曰：沉小滑者生，实大坚弦急者死。

朱丹溪曰：胎前脉当洪数，既产而脉仍洪数者死。又曰：胎前脉细小，产后脉洪大者多死。

产后之脉贵虚

《济生产经》曰：胎前之病，其脉贵实；产后之病，其脉贵虚。胎前则顺气安胎，产后则扶虚消瘀，此其要也。

产脉辨生死之法

《脉要》曰：欲产之脉，必见离经，或沉细而滑，夜半觉痛，来朝日中必娩。新产之脉，缓滑为吉，若实大弦急，近乎无胃，凶危之候。或寸口涩疾不调，恶证之见。惟宜沉细附骨不绝，虽剧无恙。

潘硕甫曰：临产气血动荡，胎胞迸裂，与常经离异，必有水先下，俗谓之胞浆，养胎之液也，水下则胞裂而产。及已产，气血两虚，脉宜缓滑。缓则舒徐，不因气夺而急促；滑则流利，不因血去而枯涩，均吉兆也。若实大弦牢，非产后气血两虚所宜。实为邪实，大为邪进，弦为阴敛，宣布不能，牢为坚着，皆相逆之脉也。

慎斋按：以上三条，序新产之脉，有吉凶之别也。《妇人良方》自临产将息一条至此，序难产催生用药。

立斋云：产难既明，须知产后疾病。因遵《良方》之法，序产后诸证于下。

新产下有调理之法

《大全》曰：凡产毕，饮热童便一盏，不得便卧，宜闭目而坐，须臾上床。宜仰坐，不宜侧坐；宜竖膝，不宜伸足。高倚床头，厚铺裀褥，遮围四壁，使无孔隙，免致贼风。以醋涂鼻，或用醋炭更烧漆器。频以手从心擗至脐下，以防血晕、血逆，如此三日。不问腹痛不痛，以童便和酒，温服五七次。酒虽行血，亦不可多，恐引血入四肢，能令血晕。宜频食白粥，渐食羊肉、猪蹄少许。仍慎言语七情寒暑。梳头洗足，以百日为度。若气血素弱者，不计月日，否则患手足腰腿酸痛等证，名曰蓐劳，最难治疗。初产时，不可问是男是女，恐因言语而泄气，或以爱憎而动气，皆能致病。不可独宿，恐致虚惊。不可刮舌，恐伤心气。不可刷齿，恐致血逆。须气血平复，方可治事。犯时微若秋毫，成病重如山岳，可不戒哉。

慎斋按：以上一条，序新产下调理之法。古人垂戒周详，后人守此调护，安有产后诸疾。此在人事宜慎，非医者所有事也。

新产妇人有三病

张仲景曰：问新产妇人有三病，一者病痉，二者病郁冒，三者大便难，何谓也？师曰：新产血虚，多汗出，喜中风，故令病痉。亡血复汗，寒多，故令郁冒。亡津液，胃燥，故大便难。

产后十二癥病

《千金方》曰：妇人产后十二癥病，带下无子，皆是风冷寒气，或产后未满百日，胞络恶血未尽，便利于悬圊；及久坐，寒湿入胞里，结在小腹，牢痛积聚，小如鸡子，大者如拳，按之跳手隐隐然；或如虫啮，或如针刺，气时抢心，两胁支满，不能食，食饮不消。

产后十八证

《大全》曰：产后十八证。一曰因热病胎死腹中。二曰难产。三曰胞衣不下。四曰血晕。五曰口干心闷。六曰乍寒乍热。七曰虚痛。八曰乍见鬼神。九曰月内不语。十曰腹痛泄泻。十一曰遍身疼痛。十二曰血崩。十三曰血气不通、咳嗽。十四曰寒热心痛、月候不来。十五曰腹胀满，呕逆不定。十六曰口鼻黑气及鼻衄。十七曰喉中气喘急（上二证俱不治）。十八曰中风。

产后危证有三冲三急

张飞畴曰：产后诸证，非行血则邪不去，即诸虚证亦须血行，其气乃复。第行之有方，不可过峻。凡产后危证，莫如三冲三急。三冲者，败血冲肺、冲心、冲胃也；三急者，新产之呕吐、泄泻、多汗也。其用药则有三禁，禁佛手散，以川芎能发汗也；禁四物汤，以地黄能作泻也；禁小柴胡汤，以黄芩能阻恶露也。然皆产后常法，设有风寒、发热、喘胀，下痢，危急证候，亦将守此，致令坐毙乎？古人未尝不用汗下，不用寒凉，而暴病势紧，不得不猛治者；下手稍软，畏缩逡巡，去生便远。惟病气久衰者，非但不可峻攻，亦不可峻补，必缓剂轻剂，以俟胃气之复耳。

产后诸证其源有三

方约之曰：产后之证多端，其源有三：曰血虚火动，曰败血妄行，曰饮食过伤，何以明之？气属阳，血属阴，产后去血过多，血虚火动，为烦躁发热之类，一也；虚火上载，败血妄行，为头晕腹痛之类，二也。经云：少火生气，壮火食气。东垣云：火为元气之贼。产后火伤元气，脾胃虚弱，若饮食过伤，为痞满泄泻之类，三也。治法，血虚火动则补之，败血妄行则散之，饮食过伤则消之。但人元气有虚实，疾病有浅深，治疗有难易，又不可一概论也。

慎斋按：以上五条，序妇人新产后有诸证之变现也。产后见证多端，仲景下三条，其大略也。约之一条尤切要，而产后犯之者众。但云壮火食气，产后火伤元气，致脾胃虚弱，饮食过伤为痞泻证。夫产后之火，虚乎实乎？况痞满泄泻，亦不专主壮火为害也，立论不能无弊。

产后戒食汤

孙真人曰：产后七日内，恶血未尽，不可服汤，候脐下块散，乃进羊肉汤。有痛甚者，不在此例。候二三日消息，可服泽兰丸。

产后戒饮酒

《产宝》曰：才产不得与酒，缘酒引血进入四肢。产母脏腑方虚，不禁酒力，热酒入腹，必致昏闷，不可多饮。时呷少许，可以避风邪，养气血，下恶露，行乳汁也。

产后戒服童便

《胎产须知》曰：新产后，童便不宜乱服。《大全》云：产毕可饮热童便一盏，即一热字，或与药同服，或与酒同服。童便有益阴降火之功，无寒凉凝瘀之患，则童便不宜单服明矣。况童便必择清白无臭味者佳，若黄浊不堪，则气既混杂，味亦腥膻。此时产母气血已虚，胃气甚薄，饮之必致呕恶泄泻，非徒无益，而反害之。

产后戒食鸡子伙盐

朱丹溪曰：初产之妇，将护之法，不可失宜。肉汁发阴经之火，易成内伤，先哲具有训戒，何以羊鸡浓汁作糜服之乎？若儿初产，母腹顿宽，便啖鸡子，且吃伙盐，不思鸡子难化，伙盐发热。必须却去伙盐诸肉食，与白粥将理，以鲞鱼淡者食之，半月后，方与少肉。鸡子豁开淡煮，大能养胃却疾也。

产后戒早行房

孙千金曰：凡产后满百日，乃可会合，不尔至死，虚羸百疾滋长，慎之。凡妇人患风气，脐下虚冷，莫不由早行房故也。

慎斋按：以上五条，序产后有饮食起居之戒也。新产调理，已载《大全》一条之内，而饮食之不节，起居之不慎，此五者犹所易犯，故再序以示人节戒之意。

产后病戒用发表一切不可用风药

朱丹溪曰：产后一切病，皆不可发表。产后病多是血虚，故不可用风药发表出汗。

产后戒服黑神散热药论

张子和曰：妇人产余之疾，皆是败血恶物，发作寒热，脐腹撮痛，食饮稍减。医者不察，谓产后气血俱虚，便用温热之剂，养血补虚，止作寒治，举世皆然。岂知妇人之孕，如天地孕物，物以阴阳和合而后生，人亦阴阳和合而后孕。偏阴偏阳，岂有孕乎？此与禾黍瓜果之属何异？水旱不时，则花之与实，俱萎落矣。此又与孕而不育者何异？七月立秋后十八日，寸草不结者，天寒故也。妇人妊娠终十月，无难而生，反谓之寒，何不察理之甚也。窃譬之冶砖者，炎火在下，以水沃窑之巅，遂成砖矣。砖既出窑，窑顿寒耶。世俗竟传黑神散治产后十八证，非徒不愈，经脉闭涸，前后淋闭，呕吐痰嗽，凡百热证生矣。若此误死者，不可胜计。曷若四物与凉膈散对停，大作汤剂下之，利以数行，恶物俱尽，后服甘淡之剂自愈。

慎斋按：子和以产后不可服热药，而以冶砖为喻。夫砖未出窑，其热为实热，砖既出窑，则热为虚热矣。胎在腹，当用清热养血。胎既产，恶露行而气血虚。虚则生寒，黑神散固不可多服久服，而任以凉膈散大黄、连翘之苦寒，则误矣。矫枉之论，殊未尽善。

产后戒服黑神散致病论

朱丹溪曰：或问初产之妇，好血已亏，污血或留，彼黑神散非要药乎？答曰：至哉坤元，万物资生，理之常也。初产之妇，好血未必亏，污血未必积，脏腑未必寒，何以药为？饮食起居，勤加调护，何病之有？诚有污血体怯而寒，服之或可。若有他病，当求病起何因，病在何经。气病治气，血病治血，寒者温之，热者清之，凝者行之，虚者补之，血多者止之，何用海制此方，例令服饵，不恤无病生病。彼黑神散用干姜、当归之温热，黑豆之甘，熟地之厚，以补血之虚；佐以炒蒲黄，防出血之多；芍药之酸寒，有收有散，为四药之助；肉桂大辛热，以行滞血；和以甘草之缓。其取用似乎精密，然驱逐与补益，似难同方施治。设有性急者，形瘦者，本有怒火者，夏月坐蓐者，时在火令，姜、桂皆为禁药，虽是补剂，并有偏胜，脏腑无寒，何处消受？必教却去黑神散。彼富贵之家，骄恣之妇，卒有白带、头风、气痛、膈满、痰逆、口干、经事不调，发秃体倦，皆是阳盛阴虚之候。天生气血，本自和平，曰盛曰虚，又焉知非此等迷谬，有以兆之耶？

张嶹璜按：产妇有禀质瘦热，素有郁火积热，多产冲任血枯脉涩，一经产后，儿枕作痛，粗工胶执古方，妄投肉桂，祸不旋踵。故必严寒冻产，风冷乘虚，血瘀不行，方投肉桂，以通行血脉也。

产后戒服五积散论

朱丹溪曰：《局方》五积散，言治产后余血作痛。方中以苍术为君，麻黄为臣，厚朴、枳壳为佐，虽有芍药、当归之补血，仅及苍术三分之一。且方中言妇人血气不调，心腹撮痛，闭而不行，并宜服之，何不思产后之妇，有何实耶？血气未充，似难发汗，借曰推陈致新，药性温和，岂可借用麻黄之散，附以苍术、枳壳，虚而又虚，祸不旋踵矣。

产后用白芍药宜制炒论

虞天民曰：问妇人产后诸疾，古方多用四物汤加减，而丹溪独谓芍药酸寒，伐生发之气，禁而不用，何软？曰：新产之妇，血气俱虚，但存秋冬肃杀之令，少春夏生发之气。故产后诸病，多不利于寒凉之剂，大宜温热之药，以助资始资生之化源也。先哲制四物汤，以芎归之辛温，佐以地芍之寒，是寒温适中，为妇人诸疾妙剂。若用于产后，必取白芍药，以酒重复制炒，去其酸寒之性，但存生血活血之能，胡不可用也。后人传写既久，脱去制炒注文。丹溪虑俗医鲁莽，不制而用之，故特举其为害之由，以戒之耳。

产后宜用芍药论

张景岳曰：按丹溪云，芍药酸寒，大伐发生之气，产后忌之，此亦言之过也。夫芍药之寒，不过于生血药中稍觉其清耳，非若芩连辈之大苦大寒也。使芍药犹忌如此，则他之更寒者，犹为不可用矣。予每见产家过慎，或因太暖，或因年力方壮，饮食药饵，大补过度，以致产后动火，病热极多。若尽以产后为虚，必须皆补，岂尽善哉？且芍药性清，微酸而收，最宜于阴气散失之证，岂不为产后要药乎？不可不解也。

产后戒不可遽用参芪

单养贤曰：凡产后服生化汤加人参，须血崩、血晕，形色俱脱者加之。若无虚脱形证，不可加。若有血块痛甚不移处，止加红花、肉桂，切不可用参、芪、术补气，夭人命也。

慎斋按：以上七条，序产后有用药之戒也。产后病，误治者多，用药之际，不可不详慎。

新产后先消瘀血为第一义

叶以潜曰：《良方》云：产后以去败血为先，血滞不快，乃成诸病。夫产后元气既亏，运行失度，不免瘀血停留。治者必先逐瘀，瘀消然后方可行补，此第一义也。今人一见产后有内虚证，遽用参、芪甘温之剂，以致瘀血攻心而死，慎之。

慎斋按：以上一条，序产后有先消瘀之治也。产后证虚者固多，而虚中见实，莫如瘀血停滞一证为吃紧，此条最宜留意。

产后不可作诸虚不足治

张子和曰：产后慎不可作诸虚不足治之，必变作骨蒸寒热，饮食不入，肌肤瘦削，经水不行。经曰：寒则衰饮食，热则消肌肉。人病瘦削，皆粗工以药消烁之故也。呜呼！人之死者，岂为命乎？

慎斋按：产后证，虚者多，实者少，子和以为慎不可作诸虚不足治，是必以攻伐峻厉为法矣。产后而亦可任汗吐下之三法乎？赵嗣真叹子和之书，其词直，其义明，顾其一，不顾其二，知言哉。

产后以大补气血为主

朱丹溪曰：产后有病，先固气血，故产后以大补气血为主，虽有杂证，以末治之。

汪石山曰：产后百日之内，纵有杂证，必遵丹溪之法，以末治之，当大补气血为主，不可攻击，此正论也。

产后先补气血兼用消散

陈良甫曰：产后元气大脱，新血未生，概以大补气血为主。

如恶露未尽，补药中入行血药；如感冒风寒停滞，亦须先补，然后发散消导，勿得泛用峻厉伤气血之药。

产后祛邪必兼补剂

何松庵曰：产后气血大损，诸事必须保重，切不可恃健劳碌，致内伤外感六淫七情诸证，为患莫测。故产后证，先以大补气血为主。虽有他证，以末治之。或欲祛邪，必兼补剂为当，不宜专用峻厉，再损血气。

慎斋按：以上四条，序治产后有攻补之法也。子和之论，专主攻邪；丹溪之论，专主补虚。两贤之法，各自有见，而丹溪之说为长。故必合《良方》《正宗》二说以参之，乃攸当也。

辨丹溪主末二字即标本论

虞天民曰：或问产后证？丹溪云：当大补气血为主，虽有杂证，以末治之。又云产后中风，切不可作中风治，用风药。然则产后不问诸证，悉宜大补气血乎？曰：详主末二字，其义自明。虚而无他证者，合宜大补气血，自愈。或因虚而感冒风寒者，补气血药带祛风之剂；或因脾虚而食伤太阴者，补气血药，加消导之剂；或因瘀血恶露未尽，而恶寒发热者，必先逐去瘀血，然后大补。经曰：有本而标之者，有标而本之者。又曰：急则治标，缓则治本。丹溪主末二字，即标本之意也。

产后攻补二法辨疑论

叶以潜曰：或问：产后气血大虚，纵有杂证，以末治；又谓产后须以去恶露为主。二者孰是？不知古人之言，各有攸当。假如产后去血过多，有血晕之状，脉必弦浮大散，乃阴血既亡，阳无所依。宜大剂芎、归，加熟附、干姜，顿服补虚。或有滞血作痛，兼用行血药。此大补为本，他证为末也。若产后三四日，余瘀卒止，腰腹疼痛，渐生潮热咳嗽，脉洪实而数，乃是败血停积，上冲心肺，恶露与血相搏，留结不行，非用行血破气以消瘀，何以得安？若徒知当补不当泻，病必益剧。故产后虽为不足，亦有有余之证，不当泥产后无热，胎前无虚之说。如胎前恶阻，少食腹胀，二便清滑，经水时下，胎动不安，不用温补，何以起病？非胎前亦有虚乎？如产后伤寒热病，烦渴秘结，不用苦寒，何以解利？非产后亦有热乎？今人但见产后，六脉浮洪弦紧，便说有热，不知产后脉与别病脉不同。产后洪大，是气血耗散，内无存蓄，故显是脉。如用凉剂，杀人反掌，不可不知也。

慎斋按：以上二条，序产后辨攻补之法也。产后用药攻补，最难调剂，虚则补，实则攻，其定法也。惟虚证而兼实邪，在产后见之者甚多。丹溪之论，专为世医不顾产后大虚，惟务攻邪者立诫也。岂知守丹溪之法，亦不无峻补之害，此虞天民、叶以潜两论所宜急玩也。

产后误药成病论

单养贤曰：丹溪先生云：产后当大补气血为主，虽有他证，以末治之，恐人用消耗之剂，以虚其虚也。予见世医，但知伤食当消，气满当顺，恶露当攻。不顾产虚，遽下消耗。不知产妇服消耗药，胃气反伤，满闷益增，气亦不降，郁积既久，遂成肿胀危证，谁之咎哉？予于伤食气满证，微加消导于补中汤内，则脾强而所伤食气消散，助血行气，气行而恶露自行矣。又于误用消食耗气下药，以致绝谷日久者，先用人参汤，送锅焦粉，引开胃口，以救绝谷，然后渐加补脾药，助以消导。又于误用消耗等药成胀满者，仍用大补气血之剂，不致夭枉。后之学者，须遵丹溪方案，毋私心自用，以夭人命也。

产后诸证不可误治论

单养贤曰：凡病起于气血之衰，脾胃之弱，至产后而虚又甚焉。故丹溪论产后当大补，已尽医产之旨。若能扩充用药，治产可无过矣。产后气血暴虚，诸证乘虚易袭。如有气不行，毋专耗气；有食不消，毋专消导。有热不可用芩连，有寒不可用桂附。用寒凉则血块停滞，用辛热则新血崩流。至若虚中外感，见三阳表证，似可汗也，在产后而用麻黄，虑有亡阳之误；见三阴里证，似可下也，在产后而用承气，恐致竭阴之患。耳聋胁痛，乃肾虚恶露之停，休用柴胡；谵语汗出，乃元弱似邪之证，毋加宣导。厥由阳气之衰，难分寒热，非大补不能回阳而起弱；痉因阴血之损，毋论刚柔，非滋阴不能活络而舒经。有如乍寒乍热，发作有期，证类疟疾，若以疟论，病甚难痊；神不守舍，言语无伦，病似邪侵，如以邪论，危亡可待。去血多而大便燥结，苁蓉加干生地，莫投润下之汤；汗出甚而小便短涩，六君倍用参芪，更加生津之剂。人参生化汤频灌，可救产后之虚危；长生活命丹屡用，能苏绝谷之人。脱肛久泻，多是血虚下陷，补中益气正宜；口噤筋挛，乃因血燥类风，加人参、生地为最。产户入风而痛甚，服宜羌活养荣方；玉门伤冷而不闭，先须床、菟、茱、硫。因气而满闷中虚，生化汤加木香为佐；因食而嗳酸恶食，六君子加神曲为良。苏木、棱、蓬，大能破血；青皮、壳、实，最恶虚中。一切耗气破血之剂，汗吐下之策，可施少壮之人，岂宜胎产之妇。大抵新产之妇，先问恶露何如。块痛未除，不可遽加参术；腹疼若止，补中益气无疑。至若汗出亡阳，气虚喘促，频用加参生化汤，固是从权；如因大热阴虚，血崩厥晕，速煎生化原方，乃为救急。言虽未能尽证，大略如斯而已。

慎斋按：以上二条，序产后用药之失，而有误治之戒也。

产后证先调脾胃

《妇人良方》曰：新产之后虽无疾，宜将息，调理脾胃，进美饮食，则脏腑易平复，气血自然和调，百疾不生也。加味四君子汤、四顺理中丸，百日之内，宜常服之。

产后服生化汤论

《产宝新书》曰：产后气血暴虚，理当大补，但恶露未尽，用补恐致滞血，惟生化汤行中有补，能生又能化，真万全之剂也。如四物汤，产后误人多矣。地黄性滞，白芍酸寒伐生气，生化汤除此二味，加以温中行血之剂。如产后儿枕作痛，世多用消块散血之剂，然后议补。又有消与补混施，不知旧血虽当消化，新血亦当生养。若专攻旧，则新血转伤。世以回生丹治产，用攻血块，下胞衣，落死胎，虽见速效，其元气未免亏损。生化汤，因药性功用而立名也。产后血块当消，而新血亦当生。若专用消，则新血不生；专用生，则旧血反滞。考诸药性，多芎、归、桃仁三味，善攻旧血，骤生新血，佐以黑姜、炙草，引三味入于肺肝，生血利气。五味共方，行中有补，实产后圣药也。

产妇胞衣一破，速煎一帖，候儿头下地即服，不拘半产、正产。虽平安，少壮妇无恙者，俱宜服一二帖，以消血块而生新血，自无血晕之患。若胎前素弱，至产后见危证，不厌频服，病退即止。若照常日服一帖，岂能扶将绝之气血也。如血块痛，加肉桂三分、红花三分、益母草五钱。如产后劳甚血崩，形色虚脱，加人参三四钱。如汗出气促，人参倍加。

慎斋按：生化汤一方，载之《产宝新书》。凡产后一切证，俱以是方为加减，颇稳当可法，故录之。与《妇人良方》所载，用加味四君子、四顺理中，一治产证，一治脾胃，可并参之。

产后胞衣不下属冷乘血涩

《大全》曰：儿产出，胞衣不落，谓之息胞。由初产时用力，儿出体已疲惫，不复能用力，产胞经停之间，外冷乘之，则血道涩，故胞衣不出。急以药治之，庶不妨害于儿。所奈胞系连脐带，胞不下，即不得以时断脐浴洗，冷气伤儿成病。旧法胞衣不出恐损儿，依法截脐而已。

产后胞衣不下属血入胞中

郭稽中曰：胎衣不下者何？曰：母生子讫，流血入衣中，衣为血所胀，故不得下。治稍缓，胀满腹中，上冲心胸，疼痛喘急者难治，服夺命丹，逐去衣中之血，血散胀消，胞衣自下，牛膝汤亦效。

产后胞衣不下有虚实之分

薛立斋曰：胞衣不下有二，有因恶露入衣，胀而不能出；有因元气亏损，虚而不能出。恶露流入衣中者，腹必胀痛，用夺命丹，或失笑散，以消瘀血，缓则不救。元气虚弱，不能送下者，腹中不胀痛，用保生无忧散，以固元气。

产后胞衣不下急断脐带法

《宝庆方》曰：妇人百病，莫甚于生产。产科之难，临产莫重于催生。既产莫甚于胞衣不下，惟有花蕊石散一药，最为紧要。更有一法，产讫胞衣不下，停久，非特产母疲倦，又血流胞中，必致危笃。宜急断脐带，以物系坠，使血不潮入胞中，则胞衣自萎缩而下。只要产母安心，以物系坠之时，宜用心先系，然后截断，不尔，胞上掩心而死，慎之。

慎斋按：以上四条，序产后有胞衣不下之证也。胞衣不下，有冷乘血凝，有血流衣胀，有元气虚脱三证，当分因用药急治。如冬天严寒，风冷乘虚而入，胞冷血凝而不下，则当用夺命丹、牛膝散、桂附热药以下之；如血入胞衣胀满，恶露不下，则当用失笑散、花蕊石散，逐血消瘀药以下之；若元气弱，气血亏损不能下，则当用无忧散、生化汤以温补之。寒热虚实之际，不可不详审施治也。

产后血晕属败血流入肝血热逆上

《大全》曰：产后血晕者，由败血流入肝经，眼生黑花，头目眩晕，不能起坐，昏闷不省人事，谓之血晕。此血热乘虚，逆上凑心，故昏迷不省，气闭欲绝也，服童便最好。

产后血晕属瘀血奔心虚火炎上

陈良甫曰：产后瘀血奔心，因分娩后，不饮童便，以致虚火炎上也。用鹿角烧灰，童便调下即醒，此物行血极效。又用五灵脂，半生半熟，名独行散。又用返魂丹，即益母丸也。

产后血晕属恶露乘虚上攻

《家居医录》曰：产后元气亏损，恶露乘虚上攻，眼花头晕，或心下满闷，神昏口噤，或痰壅盛，急用失笑散主之。若血下多而晕，或神昏烦乱，大剂芎归汤补之，加童便。

慎斋按：以上三条，序产后血晕之属有余也。败血入肝，恶露上攻，此瘀血为患，当用行血逐瘀之药。

产后血晕属阴血暴亡心虚火炎

李东垣曰：妇人分娩，昏冒瞑目，因阴血暴亡，心神无所养。心与包络，君火相火也，得血则安，亡血则危。火上炽，故令人昏冒；火乘肺，故瞑目；不省人事，是阴血暴亡，不能镇抚也。经云：病气不足，宜补不宜泻；瞑目合眼，病悉属阴。暴去有形之血，则火上炽，但补其血，则神自安，心得血则能养，而神不昏迷矣。

产后血晕属血随气上

郭稽中曰：产后血晕者何？曰：产后气血暴虚，未得安静，血随气上，迷乱心神，故眼前生花，或闷绝不省，口噤神脱，但服清魂散即醒。

产后血晕属虚火载血上升腹中空虚所致

朱丹溪曰：妇人产后血晕，乃虚火载血，渐渐上晕也。又崔氏云：凡晕皆是虚热，血气奔并，腹中空虚所致。

慎斋按：以上三条，序产后血晕之属于不足也。阴血暴亡，虚火上升，皆由腹中空虚所致，当用补血滋阴降火之药。但滋阴不可用地、芍，降火不可用苦寒。

产后血晕分下血多少治法

陈良甫曰：产后血晕，其由有三，有使力过多而晕，有下血多而晕，有下血少而晕。其晕虽同，治之则异。如下血多而晕者，但昏闷烦乱，当以补血清心药；如下血少而晕者，多恶露不下，上抢于心，心下满急，神昏不省，当以破血行血药。

慎斋按：下血多而晕，名为血脱，当大剂人参，可以回阳，何云补血又加清心。若下血少而晕,非血滞,即属血竭,未便以破血行血为妄投也。良甫晰证最明,治法尤未尽善。

产后血晕用醋漆法

崔氏曰:产妇分娩讫,将秤锤或黄石子入炭中,烧令通赤,置器中,于床前以醋沃之,可除血晕,时作为佳。或先取酽醋,以涂口鼻,仍置醋于旁,淬火炭,使闻其气。又一法,烧干漆,令烟熏产母之面即醒。如无干漆,旧漆器烧烟亦妙。

慎斋按:以上二条,序产后血晕分血之多少而用治法也。产后血晕,总属阴血暴亡,虚火上炎所致。夫心主血,肝藏血,肝虚则魂无所附而目晕,心虚则神不守而火乘。东垣、丹溪已悉病机之要,若良甫又分血下多少为治。如云恶露不下,上抢心而晕,此在壮实妇人新产下,恒有此患,当用行血破血之剂。若气血虚弱人,血脱过多,当大补气血为主,如大剂芎归汤、生化汤,加人参服之可也。

产后恶露不下属风冷乘虚搏血

《大全》曰:恶露不下,由产后脏腑劳伤,气血虚损,或胞络挟于宿冷,或产后当风取凉,风冷乘虚而搏于血,壅滞不宣,积蓄在内,故不下也。

薛立斋曰:前证若恶露不下,用失笑散;气滞血凝,用花蕊石散。

慎斋按:以上一条,序产后恶露不下之证也。彭用光有云:凡看产后病,须问恶露多少有无,此要语也。夫新产恶露,属养胎余血，杂浊浆水。儿既产，如气血旺者，恶露随之而下。如气血弱者，阻碍小腹为病，上攻则为血晕闷绝；蓄瘀则为儿枕痛，心腹痛，癥瘕积聚，四肢肿满，血鼓诸证。《大全》以风冷乘虚，搏血不宣所致。此在秋冬寒月，多有犯之。但《大全》既云风冷搏血矣，何疗三四日，恶露不下，方中独加芍药、知母，《广济方》内更用大黄、芍药、生地汁？夫以寒药治寒凝之血，有是理乎？《准绳》独首载之，不可解。

产后恶露不绝属虚损脏腑挟冷

《大全》曰：产后恶露不绝，由产后伤于经血，虚损不足；或分娩之时，恶血不尽，在于腹中，脏腑挟于宿冷，致气血不调，故令恶露淋漓不绝也。

产后恶露不止属血滞不化

戴复庵曰：妇人服固胎药太多，或正产，或半产，胎虽下而恶血不去，或经二三月，恶露犹点滴不尽。此非败血之比，正缘当来，有固经药在内，致血滞不化。药宜顺血通气，不宜蓄血闭气也。

产后恶露不绝属肝脾经病

薛立斋曰：前证若肝气热，不能生血，六味丸；若肝气虚不能藏血，逍遥散；若脾气虚，不能摄血，六君子汤；胃气下陷，不能统血，补中汤；若脾经郁热，血不归源，加味归脾汤；

若脾经怒火，血妄行，加味四物汤；若气血两虚，十全大补汤；若肝经风邪，其血沸腾，一味防风丸。

慎斋按：以上三条，序产后有恶露不绝之证也。妇人产下，其血不止，大约一月为期。如不及一月而止者，气血虚也。如逾一月二月，而淋漓不绝，非气虚不能摄血，即立斋所论肝脾二经有亏。《大全》云经血虚损不足是矣。又主于脏腑挟宿冷所致。夫血得热则行，得冷则凝，岂恶露不绝，反为寒冷致病之理？立斋以为肝脾郁热怒火，此诚善悉病机者也。但产后血脱，当用益气升提之法。如《千金方》治恶露不绝，经月半岁，用一味升麻，酒煎服，正是此意。至下多而阴，则有寒无热，姜、桂亦所宜用，临证审之。

产后头痛属阳实阴虚

《大全》曰：头者，诸阳之会也。产后五脏皆虚，胃气亏弱，饮食不充，谷气尚乏，则①令虚热；阳气不守，上凑于头，阳实阴虚，则令头痛。又有产后败血头痛，不可不知。

薛立斋曰：前证若中气虚，补中汤加蔓荆；若血虚，四物加参、术；气血俱虚，八珍汤；若风寒所伤，补中汤倍加川芎。

产后头痛属风寒用生化汤

单养贤曰：产后头痛，身热恶寒，虽是感冒风寒，只宜服生化汤一二服，慎不可用柴胡、麻黄等药以表虚其汗。剂中川

---

① 则：原脱，据清康熙二十三年（1684）燕贻堂本补。

芎、干姜，其味辛温，亦能散邪退热。如头痛不解，加连须葱白三枚。

慎斋按：以上二条，序产后有头痛之证也。头痛有三阳三阴经之分，属风寒外感者居多。若产后头痛，虽有风寒，而本之血虚者，其病源也。惟大剂芎、归养血，血行则风自灭。若立斋以补中汤倍川芎，此是治气虚头痛为宜。至污血头痛，产后恒有，若用黑龙丹下蝗虫子，此又病机之不可测者矣。

产后心痛属虚寒血凝不散

《产宝百问》曰：心者血之主，产后虚寒，血凝不散，气逆上冲于心，以温热治之，寒去则血脉温而经脉通，大岩蜜汤主之。四物去川芎，加独活、吴茱、干姜、细辛、桂心、甘草。

产后心痛属阴亏火冲包络

《大全》曰：产后心痛，为阴血亏损，随火上冲心络，名曰心包络痛，宜大岩蜜汤治之。若寒伤心经，名曰真心痛，无药可救。

产后心痛属寒气上攻

单养贤曰：产后寒气上攻则心痛，下攻则腹痛，兼血块者，宜服生化汤加桂。未止，加吴茱、姜三片助血。若独用诸热药攻寒，其痛难止，其血未免来多，以虚产母也。

产后心痛属血虚

薛立斋曰：前证若阳气虚寒，岩蜜汤温之；瘀血上冲，失笑散行之；血既散而痛仍作，八珍汤补之。大凡心腹作痛，以手按之不痛，此血虚也，须用补养之剂。

慎斋按：以上四条，序产后有心痛之证也。心痛在产后，非血虚火逆，即寒凝伤血，《产宝》用岩蜜汤治虚寒血凝，则得矣。若《大全》火冲心包络，而亦用岩蜜汤治之，岂热药从治之意，能无助邪为患？至有产后杀血心痛，亦属恶露不尽。如陈无择评大岩蜜汤下云：产后心痛，虽非产褥常疾，痛或有九，未必便是血痛。设是岩蜜汤，岂可用熟地泥血，安能祛痛？以此汤治血痛，不若失笑散更捷。予谓产后心痛，属血者多，但有寒热虚实不同。若云未必便是血痛，则非矣。

产后腹痛属腹有干血

《金匮要略》曰：产后腹痛，法当以枳实芍药散。假令不愈，此为腹中有干血着脐下，宜下瘀血汤主之。

产后腹痛属余血壅滞

《大全》曰：产后恶血，虽常通行，或因外感五邪，内伤七气，致令斩然而止。余血壅滞，所下不尽，故令腹痛，当审因治之。

产后腹痛属伤食裹血

王节斋曰：假如产妇数朝内，或饮食如常，忽作腹痛，六脉沉伏，四肢厥冷，此恶露不尽，伤食裹血，而脉不起也，不可误认为气血两虚，用大补剂，须用消导行血之药。

产后腹痛属气弱阻寒

《金匮要略》曰：产后腹中㽲痛，当归生姜羊肉汤主之。

注曰：㽲痛者，缓缓痛也。概属客寒相阻，故以当归通血分之滞，生姜行气分之寒。君以羊肉者，所谓形不足，补以味。羊肉补气，㽲痛属气弱，故宜之。

产后腹痛属冷气乘虚入产门

寇宗奭曰：妇人产当寒月，寒气入产门，脐下胀满，手不得犯，此寒疝也。医将治以抵当汤，谓有瘀血也。予教之曰：非其治也，可服仲景羊肉汤。又产后六七日，忽然脐腹痛，皆由呼吸之间，使冷气乘虚而入，宜服当归建中汤、四顺理中丸。

慎斋按：产后有下血过多，冲任空虚，肝经血少而腹痛脉弦者，以熟地、山茱为主，加白芍药、木瓜、蒺藜一剂。有难产久坐，风入胞门而腹痛欲绝，脉浮而弦，续断一两、防风五钱，服之立愈。一虚一实，不可不辨。

产后腹痛分证用药法

《家居医录》曰：产后腹痛，恶露既去而仍痛，四神散调补之，不应，八珍汤；若痛而恶心，或欲作呕，六君子汤；若痛而泄泻，六君子汤送四神丸；若胸膈饱闷，或恶食吞酸，或腹痛，手不可按，此是饮食所伤，用二陈加白术、山楂消导之。若食既消而仍痛，或按之不痛，或更加头痛、烦热作渴、恶寒欲呕等症，此是中气被伤，宜补脾胃为主；若发热腹痛，按之痛甚，不恶食，吞酸，此是瘀血停滞，失笑散消之；若止是发热头痛，或兼腹痛，按之却不痛，此是血虚，用四物加炮姜、参、术，以补之。

产后血块腹痛戒用峻厉药

《产宝新书》曰：产后血块痛，用生化汤加肉桂、红花，块散痛止。慎不可用苏木、三棱、蓬术等峻厉之药。虽山楂行气行血，亦不易多服，恐虚产母也。

慎斋按：以上七条，序产后有腹痛之证也。产后腹痛有虚实之分，实者有恶露不尽，有干血瘀滞，有食伤裹血；虚者有气弱寒阻，有血虚空痛。自当审因施治。在虚者固宜补气补血，而实者亦未可以峻厉克伐，重虚其虚也。

产后小腹痛属恶露凝结

《产宝百问》曰：产后小腹痛，由恶露凝结，或外寒搏之。

若久而不散，必成血瘕，月水不调。

产后小腹痛属血滞名儿枕痛

《大全》曰：儿枕者，由母胎中宿有血块，因产时其血破败，与儿俱下则无患。若产妇脏腑风冷，使血凝滞在小腹，不能流通，令结聚疼痛，名曰儿枕痛。胎以食母之血，十月满足，余血结成块，俗呼为儿枕。欲产时，血块先动，败血裹其子，是以难产。

产后小腹痛属瘀血停滞有骨疽证

薛立斋曰：有产妇小腹作痛，服行气破血药不效，脉洪数，此瘀血内溃为脓也。大抵此证，因荣卫不调，瘀血停滞，宜急治之。缓则腐化为脓，最难治疗。若流注关节，则患骨疽，失治多为败证。脉数而洪，已有脓，迟紧乃瘀血也，下之愈。若腹胀大，转侧作水声，或脓从脐出，或从大便出，宜蜡矾丸、太乙膏，或瓜子仁汤，下脓而愈。

产后脐下痛作恶露不尽论

单养贤曰：产后脐下痛，在七日内未曾服药者，当作恶露不尽论。如按而痛止者属虚，加味生化汤。

慎斋按：以上四条，序产后有小腹痛之证也。产后小腹痛，非恶露瘀蓄，即风寒乘袭。小腹为足厥阴部分，藏血之所。儿产后，一有不慎，则风寒乘虚，与恶血凝结，即有儿枕痛之名。

若瘀血溃脓，亦不早治之故也，临证宜虑及之。

产后腰痛属血滞经络

《大全》曰：产后恶露方行，忽然渐止，断绝不来，腰中重痛，下注两股，痛如锥刺入骨，此由血滞经络。不即通之，必作痈疽，宜桃仁汤、五香连翘汤。

慎斋按：产后恶露不行，血滞经络，而作痈疽，必是血气大虚，荣卫不调所致，必八珍、十全可疗，用桃仁、五香则谬矣。

产后腰痛属劳伤肾气风冷乘虚

《大全》曰：肾主腰脚，产后腰痛者，肾为胞胎所系，产则劳伤肾气，损动胞络，虚未平复，风冷客之，冷气乘腰，故令腰痛。若寒冷邪气，连滞背脊，痛久未已，后忽有娠，必致损动，盖胞络属肾，肾主腰故也。

产后腰痛属真气虚

薛立斋曰：前证真气虚，邪乘之，用当归黄芪汤，或十全汤为主，佐以寄生汤，不应，十全汤加附子。

慎斋按：以上三条，序产后有腰痛之证也。胞胎系于肾，腰者肾之外候，产后劳伤肾气，损动胞络，属虚者居多，虽有风冷滞血，亦必兼补真气为要，立斋一条，抉其旨矣。

产后胁痛属气与水相激

《大全》曰：产后两胁胀满气痛，由膀胱宿有停水，因产后恶露下不尽，水壅，瘀与气相搏，积在膀胱，故令胁肋胀满。气与水相激，故令痛也。

产后胁痛分证用药之法

薛立斋云：此证若肝经血瘀，玄胡索散；若肝经气虚，四君子加柴胡、青皮；若肝经血虚，四物加参、术、柴胡；若肾水不足，不能生肝，六味丸；若肺金势盛，克制肝木，泻白散，仍参前证治之。此证苟非用姜、桂辛温，助脾肺以行药，不惟无以施功，而反助其胀矣。

慎斋按：以上二条，序产后有胁痛之证也。胁者肝之部分，肝藏血，产后恶露不尽，与去血过多，均足以致胁痛，未必属于水气相激，必参立斋一条，始攸当尔。

产后遍身疼痛属血气失其常度

郭稽中曰：产后遍身疼痛者何？曰：因产走动，气血升降失其常度，留滞关节，筋脉引急，是以遍身疼痛，甚则腰背强硬，不能俯仰，手足拘挛，不能屈伸，或身热头痛。不可作他病，但服趁痛散，循流血气，使筋脉舒畅，疼痛自止。

陈无择曰：趁痛散不特治产后气弱血滞，兼能治太阳经感风头痛，腰背疼，自汗发热。若感寒伤食，忧恐惊怒，皆致身疼，发热头痛，况有蓐劳，诸证尤甚，趁痛散皆不能疗。不若五积散入醋煎用，却不妨。

立斋按：五积散治产后身痛，兼感寒伤食。若气虚血弱人，似非所宜。如手按而痛，是血瘀滞也，用四物，炮姜、桃仁、红花、泽兰补散之；按而痛稍缓者，血虚也，四物加参、术、炮姜补养之。

慎斋按：以上一条，序产后有遍身疼痛证也。产后百节开张，血脉流散，曰遍身，则自筋骨、皮肉、手足、胁腹、腰背，无处不痛。《大全》以为血滞经络，似属有余。然去血过多，虚而风寒袭之，亦为疼痛，故趁痛散为的对药。无择乃云不能疗，不若五积散，殊未确也。

产后血块筑痛属风冷凝血

杨仁斋曰：此因产后赶血未尽所致。世俗收生，多就踏板赶血。不思生产时，已坐草近地，产毕，脏腑空虚，又近地赶血，冷湿风邪，乘虚而入，使败血凝为血块，是谓母血冲筑硬痛。治法，以不换金正气散，加辣桂、蓬术、干姜、川芎、白芷，热服，散其冷湿风邪，从二便出。

产后积聚属气血为风冷所搏

陈良甫曰：积者，阴气也，五脏所生；聚者，阳气也，六腑所成。然积为阴，阴性沉伏，故痛不离其部；聚为阳，阳性浮动，故痛无常处。皆由产后气血虚弱，风冷所乘，搏于脏腑，与血气相结，故成积聚癥块也。

产后瘕痛属风冷搏血

《大全》曰：新产后有血与气相搏而痛者，谓之瘕。瘕者，假也，谓其痛浮假无定处也。此由夙有风冷，血气不调，至产，血下少，故致此病。不急治，多成积结，妨害月水。

产后寒气入腹名寒疝

《妇人良方》曰：产后寒气入腹，硬筑脐下刺痛，此名曰寒疝，当用炒吴茱。若误认为恶露不尽，小腹蓄血，则谬矣。

产后有血损筋挛之证

薛立斋曰：有产妇腹中有一物，时痛不止，以为血瘕，用行血破气药，两胁肚腹尤甚，支节间各结小核，隐于肉里，以为鳖子，方用下虫药。夫肝藏血而养诸筋，此肝血虚损，筋涸而挛结耳。肢节胸项，皆属肝胆部分。养其脾土，补水以滋肝血，则筋自舒。八珍汤、逍遥散、归脾汤加减治之。

产后气血壅结宜固元气

薛立斋曰：凡真气亏损，则邪气乘之，况产得此，尤当固元气为主。若求旦夕之效而攻邪，则速其危矣。如寒邪乘客，气血壅结，此因气病而血病也，当补养胃气，调和月经，宽缓静养为善。

慎斋按：以上六条，序产后有血块积聚、痕疝、筋挛诸证也。产后恶血不尽，气血虚而风寒乘袭，则血凝气滞，遂为血块痕疝等证。若用破血耗气之剂，以攻有形之邪，祸不旋踵。故以立斋固元气一条序后，示人求本之道也。

产后口干痞闷属面毒聚胃

郭稽中曰：问产后口干痞闷者何？答曰：产后荣卫太虚，血气未定，食面太早，胃不能消化，面毒结聚于胃，上熏胸中，是以口干燥渴，心下痞闷。医者不识，认为胸膈壅滞，以药下之，万不得已，但服见睍丸则愈。

陈无择曰：产后口干痞闷，未必只因食面，或产母内积忧烦，外伤燥热，饮食甘肥，使口干痞闷，当随所因调之可也。

产后伤食停滞分证用药法

薛立斋曰：前证若宿食停滞，六君子加枳实、神曲；若因肉食，加山楂；若因鱼鲙，加陈皮；其物既消而仍痞，或反作痛作呕，此脾胃受伤，六君子；或咽酸嗳腐，加炮姜；作泻加升麻，不应，佐四神丸，或间用补中汤。

慎斋按：以上二条，序产后有伤食之证也。产后气血已虚，胃中元气甚弱，凡食偶有所伤，必难运化，而成痞闷，诚不止面毒也。但北方以面为饭，南方风俗，三朝洗儿，有食面之例。产妇恃健，伤之者多，此稽中举此为言也。故丹溪教新产妇食白粥，并戒食鸡子，正以虚人易致停滞故耳。

产后腹胀呕吐属败血入脾胃

郭稽中曰：产后腹胀满闷，呕吐不定者何？曰：败血散于脾胃，脾受之，则不能运化精微而成腹胀；胃受之，则不能受纳水谷而生吐逆。医者不识，若以寻常治胀止吐药，病与药不相干，转伤动正气，疾愈难治，但服抵圣汤则愈。

产后腹胀呕吐属饮食伤脾胃

薛立斋曰：前证若败血伤脾胃，宜用前方。若饮食停脾，宜六君子加厚朴；若饮食伤胃，宜六君子汤。大抵损其脾者，当节饮食为善。

慎斋按：以上二条，序产后有腹胀呕吐之证也。产后腹胀呕吐，未有不因脾胃虚弱所致。郭论则主于败血，薛论则主于伤食。食与血均属有余证，攻补合宜，是在临证之工耳。

产后呕吐属肠胃燥涩气逆

《大全》曰：胃为水谷之海，水谷之精，以为血气，荣润脏腑。因产则脏腑伤动，有时而气独盛，气乘肠胃，肠胃燥涩，其气则逆，故呕逆不下食。

产后呕逆属恶露不下

郭稽中曰：胃受水谷，脾主运化，生血生气，内濡脏腑。

因产暴虚，恶露不下，败血乘虚，散于脾胃。脾受之为腹胀，胃受之为呕吐。亦有恶露过多，气无所生，聚于脾胃。脾受之亦为腹胀，胃受之亦为吐逆也。

产后呕吐属脾胃病分证用药

薛立斋曰：产后呕吐，因饮食过多者，六君子加楂、曲；兼劳役者，补中汤；因饮食停滞者，人参养胃汤；脾胃气虚者，六君子；胃气虚寒者，加炮姜、木香；寒水侮土者，益黄散；肝木侮土者，六君子加升、柴；命门火衰，不能生土者，八味丸；呕吐泄泻，手足俱冷，或肚腹作痛，乃阳气虚寒，急用附子理中。

慎斋按：以上三条，序产后有呕吐之证也。呕吐为中焦病，产后气血大亏，则中气不运，为饮食所伤而呕吐者多。若《大全》主于燥涩气逆，稽中主于恶露不下。此在新产三四朝内庸有之，病机不可不审。

产后呃逆属脾虚聚冷胃中伏寒

《大全》曰：肺主气，五脏六腑俱禀于气。产后气血伤，脏腑皆损，风冷搏于气，则气逆上。又脾虚聚冷，胃中伏寒，因食热物，冷热之气相为冲击，使气厥不顺，则为呃逆。脾主中焦，为三焦之关，五脏之仓廪，贮积水谷。若阴阳气虚，使荣卫之气厥逆，致生斯病。经云：呃噫者，胃寒所生。服药无效，灸期门穴三壮必愈。

产后呃逆分证用药法

薛立斋曰：前证属胃气虚寒之恶候。如用丁香散未应，急投参附汤，亦有生者。若产后呃逆，有寒热虚实之不同。如寒者，丁香、姜、桂；热者，宜干柿、竹茹；虚者，宜人参、附子；实者，宜香附、橘皮。误施则有噬脐之悔。

慎斋按：以上二条，序产后有呃逆之证也。经云：病深者，其声哕。哕即呃逆也。诸病见之为恶候，况产后犯此，有虚无实，有寒无热矣。立斋必兼热实论，殊谬。若古方治产后呃逆，又兼败血瘀停胃逆，用丁香豆蔻散，煎桃仁吴茱汤下之。病机又不可不知。

产后气喘属败血停凝上熏于肺

郭稽中曰：产后恶露不快，败血停凝，上熏于肺，亦令喘急，但服夺命丹，血去而喘自定。又产后败血冲心，胸满上喘，命在须臾，服血竭散，或参苏饮。治产后血入于肺，面黑发喘欲死，人参一两，苏木二两。

产后发喘属污血感寒

楼全善曰：产后喘者多死，有产二月，洗浴即气喘，坐不得卧者，五月恶风，得暖稍缓，用丹皮、桃仁、桂枝、茯苓、干姜、枳实、厚朴、桑皮、紫苏、五味、瓜蒌煎服，即卧，其痰如失，作污血感寒治也。

产后气喘属孤阳绝阴

郭稽中曰：产后喉中气急喘促者何？答曰：荣者，血也；卫者，气也。荣行脉中，卫行脉外，相随上下，谓之荣卫。因产所下过多，荣血暴竭，卫气无主，独聚肺中，故令喘。此名孤阳绝阴，为难治。

产后发喘不可误药

单养贤曰：产后发喘气促，此第一危证也。世每以痰火实证治之，讹以传讹，当以人参生化汤加减。人多疑参能助喘不用，致不救者多矣。加芎、归在内，万无有失。有用参加陈皮监制，反致耗散，切不可信。

慎斋按：以上四条，序产后有发喘之证也。产后发喘，有虚实之分。败血入肺，污血感寒，此属于实也。参苏饮、夺命丹、血竭散，下之而愈。若去血过多，荣血暴竭，卫气无主，孤阳上浮，此血脱而气不归元也。非大剂人参生脉散，与生化汤加桂、附莫疗。误以风痰污血为治，是速之毙矣。观立斋治产后喘急，谓脾肺气弱，用六君子。中气虚寒，用补中汤加姜、桂。更有阳气虚脱，喘促自汗，手足俱冷，以参附汤大剂服之。论诚知本也。

卷六　产后证下

产后浮肿属败血停积不可作水气治

《产宝百问》曰：产后四肢浮肿，由败血乘虚停积，循经流入四肢，留淫日深，腐坏如水，故令面黄，四肢浮肿。医人不识，便作水气治之。凡治水多用导水药。极虚人产后既虚，又以药虚之，是谓重虚，多致夭枉。服小调经散，血行肿消则愈。

产后浮肿属血与气搏留滞经络

陈无择曰：产后浮肿多端，有自怀妊肿至产后不退；亦有产后失于将理，外感寒暑风湿，内则喜怒忧惊，血与气搏，留滞经络。气分血分，不可不辨，当随脉证治之，宜得其情。小调经散治血分固效，但力浅难凭，不若吴茱汤、枳术汤、夺魂散、大调经散，皆要药也。

产后浮肿属风邪搏气

陈良甫曰：产后劳伤血气，腠理虚，为风邪所乘，邪搏于气，不得宣越，令虚肿轻浮，是邪搏于气，气肿也。若皮肤如熟李状，则变水肿。气肿者，发汗即愈。水肿者，利小便即瘥。

慎斋按：产后虚肿，多属气血虚而脾胃弱，荣卫不运所致。若云发汗利小便，是重竭津液，而益虚其虚矣。岂产后肿，竟作外邪有余证治乎？

产后浮肿属体虚有湿热

朱丹溪曰：产后浮肿，小便少，口渴，恶寒，无力，脉沉，此体虚而有湿热之积，必上焦满闷，宜补中导水行气可也。方用白术、陈皮、茯苓、川芎、木通。

产后浮肿属虚大补气血

朱丹溪曰：产后肿，必用大补气血为主，少佐苍术、茯苓，使水自利。

产后浮肿分证治法

薛立斋曰：前证若寒水侮土，宜养脾肺；若气虚浮肿，宜益脾胃；若水气浮肿，宜补中气。又曰：产后浮肿，或兼喘咳，脉沉细无力，此命门火衰，脾土虚寒，八味丸主之。

慎斋按：以上六条，序产后有浮肿之证也。浮肿虽有风寒湿热，外邪之感，若产后，则属气血虚而脾土不运，肺气不输者多。故《产宝》以下四条，主客邪有余论；而丹溪、立斋，惟以补气血，扶脾土为要也。

产后外感风寒发热不可作伤寒治

李氏曰：产后外感，离床太早，或换衣袭风，冷入下部，令人寒热似疟，头疼不止。血虚者，芎归汤加人参、柴、葛；气虚者，补中汤加防风、干姜。切不可以伤寒法治之。

产后头痛发热不可作外伤感冒治

《大全》曰：凡产后头痛发热，不可便作外伤感冒治。此等多是血虚，或是败血作梗，宜以和平之剂必效，如玉露散，或四物加柴胡。若便以小柴胡、竹叶、石膏之类，不救者多矣。

产后诸发热状类伤寒不可发汗

吴蒙斋曰：新产后伤寒，不可轻易发汗。产时有伤力发热，有去血过多发热，有恶露不去发热，有三日蒸乳发热，有早起劳动、饮食停滞发热。状类伤寒，要在仔细详辨，切不可便发汗。大抵产后，大血空虚，汗之则变筋惕肉瞤，或郁冒昏迷，或搐搦，或便秘，其害非轻。凡有发热，宜与四物为君，加柴胡、人参、炮姜最效。盖干姜辛热，能引血药入血分，气药入气分，且能去恶生新，有阳生阴长之道。以热治热，深合《内经》之旨。

慎斋按：以上三条，序产后有外感发热之证也。产后发热，状类伤寒，虽有外感，禁用发表，惟以养血为主，佐以散风寒之剂。如生化汤、芎归汤，倍加川芎、葱白。若吴氏论发热数种，又当分因治之。如恶露未尽，腹痛未除，形壮脉实，五七朝内不见虚证，人参尚宜斟酌。如有虚证，必以桃仁与人参同用为当。

产后伤食发热宜下

《金匮要略》曰：产后病解能食，七八日更发热，此为胃实，大承气汤主之。

徐注曰：此条言大虚之后有实证，即当以实治，故谓病解能食，则经络脏腑之气俱平，无产后本病可疑。至七八日更发热，不恶寒，又无表证可疑。明是食复之象，故曰胃实，大承气峻逐之，恐因循致虚也。

产后伤食发热类伤寒

《证治要诀》曰：弥月俗名满肚，多有恣意食物，致伤食发热，有类伤寒食复证，宜先用红丸子一二服，却进小柴胡汤，此论盖有所本。

产后伤食发热不可作血虚治

王节斋曰：产后脾胃大虚，多有过服饮食，伤滞发热者，误作血虚则不效。故凡遇产后发热，须问服何饮食，有无伤积饱闷，恶食泄泻等证，只作伤食治之。若发热而饮食调者，方用补血正法。

产后伤食发热分证用药

薛立斋曰：前证若胸膈饱闷，嗳腐恶食，或吞酸吐泻，发热，此为饮食停滞，宜四君子加厚朴、楂、曲；若胸膈闷满，食少发热，或食难化，此为脾气虚弱，宜四君子加炮姜。若用峻厉之剂复伤元气，则谬矣。

慎斋按：以上四条，序产后有伤食发热之证也。产后发热有六证，一曰血虚发热，二曰劳力发热，三曰瘀血发热，四曰风寒发热，五曰伤食发热，六曰蒸乳发热。须分有余不足治法，如血虚、劳力为不足，瘀血、伤食、风寒、蒸乳，为不足中之有余。不足者固宜大补气血，而不足中之有余，亦不可以务末而忘本也。《金匮》胃实一证，虽下亦当酌量。

产后发热属肝虚血燥

赵养葵曰：如胎前原有阴火证，至产后去血过多，必大发热、烦躁、汗出等症。若依前法，大补气血，其证必甚，当用逍遥散以清肝火，养肝血。因去血既多，肝虚血燥之故，不可泥于气血虚之论也。

产后发热属阴虚生内热

朱丹溪曰：产后发热，此热非有余之热，乃阴虚生内热耳，以补阴药大剂服之。必用干姜者何也？曰：干姜能入肺利气，入肝经引血药生血。然不可独用，与补阴药同用，此造化自然之妙。

楼全善曰：产后发热，多属虚寒，惟干姜加入补阴药中神效，此丹溪之法也。

产后发热属阴虚阳浮于外

王节斋曰：妇人产后阴虚，阳无所依，浮散于外，故发热。用四物汤补血，以炙干姜之苦温从治，收其浮散，以归于阴也。

产后发热属血脱阳无所附

薛立斋曰：新产妇人，阴血暴亡，阳无所附而外热，四物加炮姜，补阴以配阳。若误服寒凉克伐之剂而外热，此为寒气格阳于外，四君子加姜、桂，不应，急加附子。若肌肤发热，面赤，大渴引饮，此血脱发燥也，当归补血汤。

产后阴虚发热宜补气

赵养葵曰：产后大失血，阴血暴亡，必大发热，名阴虚发热。此阴字，正谓气血之阴。若以凉药正治必毙，正所谓证象白虎，误服白虎必死。此时偏不用四物，有形之物，不能速化几希之气。急用独参汤，或当归补血汤，使无形生出有形来。阳生阴长之妙，不可不知也。

产后发热不可作火治误用寒凉

薛立斋曰：产后虚烦发热，乃阳随阴散，气血俱虚，故恶寒发热。若误作火证，投以凉剂，祸在反掌。

论丹溪治产后发热用方之法

武叔卿曰：丹溪治产后发热，以芎、归、四君子加黄芪。不用芍、地者，以新产后用血脱益气之法，不宜敛降凉血，以伐生气也。热甚者，加干姜。若产后阴血弱发热，四物加茯苓，热甚加炮姜。此方全不用气药，是血虚气不虚也。加茯苓者，使大气降而阴自生，阴生则热自退。热甚加炒干姜者，不从阳引阴，亦可从阴引阳，微乎微乎。

慎斋按：以上七条，序产后有发热之证也。产后发热，有风寒，有伤食，有瘀血，有蒸乳而外，大抵属阴血虚，而阳浮外。故当以辛温从治，戒用寒凉。若肝虚血燥，则宜补血。逍遥散清火，亦宜慎用。阴血大脱，又当益气，毋用补血。此又用药之权衡也。

产后乍寒乍热属败血不散

郭稽中曰：产后乍寒乍热者何？答曰：阴阳不和，败血不散，能令乍寒乍热也。产后血气虚损，阴阳不和，阴胜则乍寒，阳胜则乍热，阴阳相乘，则或寒或热。产因劳伤脏腑，血弱不得宣越，故令败血不散。入于肺则热，入于脾则寒。医人误作疟治，则谬矣。阴阳不和，宜增损四物汤。败血不散，宜夺命丹。又问二者何以别之？曰：时有刺痛者，败血也。但寒热无他证者，阴阳不和也。

产后败血不散寒热为闭阴闭阳

陈无择曰：产后乍寒乍热，荣卫不和，难以轻议。若败血不散，岂止脾肺二脏。大抵一阴闭一阳，即作寒热。阴胜故寒，阳胜故热。只可云败血循经流入，闭诸阴则寒，闭诸阳则热，血气与卫气解则休，遇再会而复作，大调经散，入醋煎佳。

产后败血闭阴闭阳之辨

武叔卿曰：闭阴闭阳之说，率难理解。败血闭阴则寒，闭阳则热，而有休解会作之时，则似疟矣。若瘀血，为有形之物，闭则壅矣，安有解会之所？愚谓血闭于阳经，荣卫行之不通则寒；血闭于阴经，荣卫行之不通则热，故必瘀通而寒热自已。又就大调经散而言，行瘀于内也；五积散，行瘀于外也。又外经或为寒客则肺病，肺病而荣卫不通则热；内腑或为冷物所伤则脾病，脾病而荣卫不通则寒。故所用之方，一主里，一主表，亦或内外俱瘀，则寒热并作，二药又均不可废。

产后阴阳不足寒热用药不同

薛立斋曰：按良甫云，此由气血虚损，阴阳不和，宜四物加减。若败血不散，腹内作痛，宜夺命丹。夫阳气不足，阴气上入阳中而恶寒者，补中汤。若阴气不足，阳气下陷，阴中发热者，六味丸。若气血不足，恶寒发热者，八珍汤。

慎斋按：以上五条，序产后有寒热往来之证也。寒热往来，为少阳经病。产后见之，明属阴阳两虚，荣卫不和之候，当遵丹溪大补气血为治，非小柴胡可例也。若云败血不散为寒热，郭稽中有入肺入脾之论，陈无择有闭阴闭阳之议，两说均不能无疑也。夫败血瘀滞，岂有或入肺或入脾之理，况寒热何独专于脾肺，其心肾肝独不可为寒热乎？败血闭阴为寒，便不能闭阳为热；闭阳为热，便不能闭阴为寒。岂有既闭阴复闭阳，得谓之败血不散乎？立言之谬，恐有惑于后人。总之，败血为病，乃生寒热，本于荣卫不通，阴阳乖格之故，武叔卿始得其旨。

产后虚汗不止属阴气虚

《大全》曰：产后虚汗不止者，由阴气虚而阳气加之。里虚，阳气独发于外，故汗出。血为阴，产则伤血，是为阴气虚。气为阳，其气实者，阳加于阴，故令汗出。阴气虚弱不复者，汗出不止，因遇风则变痉。纵不成痉，亦虚乏短气，身体柴瘦，唇口干燥，久则经水断绝，由津液竭故也。

产后虚汗有亡阳之患

单养贤曰：产后虚汗，经曰：阳气者，精则养神，柔则养筋。产后既亡血，而又汗多，乃为亡阳。汗本血液，属阴。阴亡，阳亦随之而走，故曰亡阳。产后亡血多汗，阴阳两虚，极危证也。故用药与他证不同，慎之。方用参、芪、白术、麻黄根、防风、桂枝。

产妇头汗属血虚孤阳上出

《金匮要略》曰：产妇郁冒，其脉微弱，但头汗出。所以然者，血虚而厥，厥而必冒，冒家欲解，必大汗出。以血虚下厥，孤阳上出，故头汗出。所以产妇喜汗出者，亡阴血虚，阳气独盛，故当汗出，阴阳乃复。

徐忠可曰：产妇郁冒，虚多邪少，故脉微弱，中气虚也。内虚，一身之阴阳不和，故身无汗，但头汗出。所以头汗出者何？血虚下厥，则下之阴气尽，而阳为孤阳，阳孤则上出而头汗矣。然既头汗，仍喜其汗出而解者何？盖阴不亡，则血未大虚，惟产妇血去过多而亡阴，则阳为孤阳，自阴较之，阳为独盛，所以喜其汗。损阳就阴，则阴阳平，故曰乃复。

产妇头汗属虚热熏蒸

王海藏曰：产妇头汗出，至颈而还，额上偏多。盖额为六阳之会，由虚热熏蒸而出也。

慎斋按：以上四条，序产后有汗出之证也。经云：夺血者无汗。汗与血类，产后去血过多，则阴不维阳，阴虚而阳无所附，周身汗出不止，此为阴阳两虚，有亡阳之患，为危证。若身无汗，但头有汗，头为诸阳之会，阴血暴亡，孤阳上越，阴虽虚，而阳气尚为有余，此时阴不胜阳，故头汗，额上偏多，心火上浮，逼阳于外，急补其阴，而入以敛阳之药，则病自复。故产妇又喜其头汗出也。

产后中风属于虚

《金匮要略》曰：产后中风发热，面正赤，喘而头痛，竹叶汤主之。

徐忠可曰：中风，发热头痛，表邪也。然面正赤，所谓面若朱妆，乃真阳上浮，加之以喘，气高不下也。明是产后大虚，元阳不能自固，又杂以表邪，自宜攻补兼施。故以桂、甘、防、葛、桔梗、姜、枣，清在上之邪，竹叶清胆腑之热，而以参、附培元气，返其欲脱之阳也。

产后中风属劳损脏腑气虚邪入

《大全》曰：产后中风，由产时伤动血气，劳损脏腑，未曾平复，起早劳动，致气虚而风邪乘之。冷气客于皮肤经络，但疼痹羸乏不任，少气。大凡筋脉挟寒则挛急，㖞僻，挟温则纵缓虚弱。若入诸脏，恍惚惊悸，随其所伤脏腑经络而生病焉。

产后中风属劳伤所致

郭稽中曰：产后中风者何？答曰：产后五七日内，强力下床，或一月之内，伤于房室，或怀忧怒，扰荡冲和，或因食生硬，伤动脏腑。得病之初，眼涩口噤，肌肉𥆧搐，渐至腰脊，筋急强直者，不可治。此乃人作，非偶尔中风所得也。

产后中风属下血过多虚极生风

《大全》曰：产后下血过多，虚极生风者何？答曰：妇人以荣血为主，因产血下太多，气无所主，唇青肉冷，汗出，目眩神昏，命在须臾，此虚极生风也。若以风药治之，则误矣。

产后中风宜大补不可作风治

朱丹溪曰：产后中风，口眼㖞斜，必用大补气血，然后治痰。当以左右手脉，分气血多少以治，切不可作中风治，用小续命汤，发表治风之药。

产后中风当补元气为主

薛立斋曰：产后中风，果外邪所属，形气不足，病气有余，当补元气为主，稍佐治病之药。若强力不休，月内入房，形气俱不足，当纯补元气，多有复苏者。若误投风药，是促其危也。前证若心脾血气俱虚，十全汤，不应，加附子、钩藤。若肝经血虚，逍遥散加钩藤。经云：脾之荣在唇，心之液为汗。若心脾二脏虚极，急用参附救之。

慎斋按：以上六条，序产后有中风之证也。中风有真中、类中，有火有气有痰，中脏、中腑、中血脉之不一。若产后中风，总属血虚而动伤脏腑所致。即有外邪，以大补为主。遵丹溪、立斋之法，为不易也。若舍此而以中风为治，用愈风、续命之类，速之毙矣。戒之。

产后血虚中风病痉

《金匮要略》曰：新产妇人有三病，一者病痉，何谓也？曰：新产血虚，多汗出，喜中风，故令病痉。

产后血虚汗多遇风变痉

郭稽中曰：产后血虚，腠理不密，故多汗。因遇风邪搏之，则变痉。痉者，口噤不开，背强而直，如发痫状，摇头马鸣，身反折，气息如绝，汗出如雨，两手摸空者，不可治。

产后痉属亡血过多筋无所养

薛立斋曰：产后发痉，因去血过多，元气亏损，或外邪相搏，致牙关紧急，四肢痉强，或腰背反张，肢体抽搐。若有汗不恶寒，曰柔痉。无汗恶寒，曰刚痉。然产后患之，由亡血过多，筋无所养而致。大补气血，多保无虞，若攻风邪，死无疑矣。

产后病痉属阴虚内热生风

缪仲淳曰：产后血虚，角弓反张，病名曰痉。痉者，劲也。去血过多，阴气暴虚，阴虚生内热，热极生风，故外现风证。其实阴血不足，无以养筋所致。足厥阴肝经大虚之候，宜益阴补血，清热则愈。

产后成痉不可同伤寒例治

薛立斋曰：仲景云：伤寒有汗为柔痉，用桂枝汤；无汗为刚痉，用麻黄汤。产后得此，血气俱虚，败证，不可与伤寒例看。丹溪云：产后当大补气血为主，多服参、芪、附子。中风乃虚极之象，固其本元，诸病自退。

产后变证不可轻用发表

楼全善曰：小续命、大豆紫汤、举卿古拜散，俱太阳、厥阴药也。如邪实而脉来浮弦有力者固宜，但产后气血大虚人，不宜轻发其表，但用防风当归散治之为妙。

用续命汤辨

武叔卿曰：寒主收引，风寒在太阳经，项背强直者，太阳筋病也，诸方皆主续命，从仲景论也。郭氏不问产后虚实，邪之有无，概宗之，似乎一偏。至薛氏，又以产后亡血过多，非十全大补不可，又一见也。及《夷坚志》，按以大豆紫汤、独活汤而愈，又主于风矣。是续命亦不为妄也。但本方有麻黄、附子，气血两虚人，不可轻用。而郭氏论又有速灌之说，稍缓即汗出如雨，反不以麻黄为忌，何语之切也。二说似不可废，临证之际详之。

慎斋按：以上八条，序产后有痉证也。产后成痉，大抵血虚所致。故《金匮》以下四条，均主于亡血过多，当从立斋、仲淳治例。后二条，辨不可用续命汤，致有误治之失，以示戒也。

产后口噤属血气虚风乘三阳经

《大全》曰：产后中风口噤，是血气虚而风入颔颊口之筋也。手三阳之筋结于颔，产则劳损脏腑，伤于筋脉，风乘之，则三阳之筋脉偏虚，得风冷则急，故令口噤。

产后角弓反张属体虚受风

《大全》曰：产后角弓反张，是体虚受风，风入诸阳之经也。人之阴阳经络，周环于身，风邪乘虚，入诸阳之经，则腰背反折，挛急如角弓状。

产后角弓反张属虚象宜固气血

薛立斋曰：前证因气血耗损，腠理不密，汗出过多，患此乃虚象也，宜固气血为主。此证乃气血虚极，宜大剂参、芪、归、术、肉桂培养之，不应，加附子，倍人参，名参附汤。犹未应，乃药力未能及，宜多用之。

产后瘛疭属阴虚火炽筋无所养

薛立斋曰：瘛者，筋脉拘急也。疭者，筋脉弛纵也。经云：肝主筋藏血。肝气为阳为火，肝血为阴为水。产后阴血去多，阳火炽盛，筋无所养而然。治法以八珍汤加丹皮、钩藤，以生阴血，则阳火退而诸证愈。不应，用四君子、芎、归、丹皮、钩藤补脾土。盖血生于至阴，至阴者，脾土也。此证若肢体恶寒，脉微细者，此为真状。若脉浮大，发热烦渴，此为假象，惟当固本为善。若无力抽搐，戴眼反折，汗出如珠者，不治。

产后拘挛属气血不足

《大全》曰：产后中风，筋脉四肢挛急者，气血不足，脏腑俱虚。月内未满，起早劳动，动伤脏腑，虚损未复，为风所乘；风邪冷气，客于皮肤经络，令人顽痹不仁，羸乏少气，风气入于筋脉，挟寒则挛急也。

产后拘挛属肝经风热血燥

薛立斋曰：肝属木主筋，若肝经风热血燥，用加味逍遥散，不应，六味丸以补肾水。经云：风客淫气，精乃亡，邪伤肝也。

慎斋按：以上五条，序产后有口噤、角弓、瘈疭、拘挛诸证也。诸证为中风内见证，虽有口噤、角弓异名，总以产后气血大虚所致。故一切风药，概不可用。惟遵丹溪、立斋之论治，为产后中风病之要道也。

产后不语属败血入心

郭稽中曰：产后不语者何？答曰：人心有七孔三毛。心者，君主之官，神明出焉，外应于舌，舌者声之机。产后虚弱，多致败血停蓄，上干于心，心窍闭塞，神志不能明了，又心气通于舌，心气闭则舌强不语，但服七珍散。

产后不语属胃湿热痰迷心

武叔卿曰：产后不语，有临产服药与汤过多，胃湿使然。又有热痰迷于心不语，导痰汤。

产后不语属热血热痰迷塞心窍

方约之曰：产后不语，有热血迷塞心窍者，有热痰迷塞心窍者，前方七珍散治热血，孤凤散治热痰。肥人多是热痰，瘦人多是热血。

产后不语分证用药

薛立斋曰：经云：大肠之脉散舌下。又云：脾之脉，是动病，舌本强，不能言。又云：肾之别脉，上入于心，系舌本，虚则不能言。前证若心肾气虚，用七珍散；肾虚风热，地黄饮；大肠风热，加味逍遥散加防风、白芷；脾经风热，秦艽升麻汤；肝经风热，柴胡清肝散加防风、白芷；脾气郁结，加味归脾汤加升麻；肝木太过，小柴胡加钩藤；脾受木侮，加白芷、升麻、钩藤；肝脾血虚，佛手散；脾气虚，四君子汤；气血俱虚，八珍汤；不应，独参汤加附子，补其气而生血。若竟用血药，则误矣。

慎斋按：以上四条，序产后有不语之证也。产后不语，稽中主于败血迷心，《济阴》主于胃湿热痰，此皆论病之属有余也。产后去血过多，阴火上乘，郁冒心神为不语，此证之属虚者为多，而败血热痰，亦间有之。至论胃湿使然，则迂矣。若立斋又兼肝脾风热用药，多以防、芷、升、柴为发散，似未切中病机也。

产后惊悸属心气虚风邪搏心

《大全》曰：产后脏虚，心神惊悸者，体虚心气不足，心经为风邪所乘。或恐惧忧迫，令心气受于风邪，邪搏于心，则惊不自安；惊不已，则悸动不定，其状目睛不转，不能动。诊其脉动而弱者，惊悸也。

产后惊悸属心血虚

薛立斋曰：人所主者心，心所主者血，心血一虚，神气不守，惊悸所由来也。当补血气为主。

产后恍惚属荣卫不足风邪所乘

《大全》曰：产后中风恍惚者，由心主血，血气通于荣卫脏腑，遍循经络。产则血气俱伤，五脏俱虚，荣卫不足，即为风邪所乘，令心神恍惚不定。

产后恍惚不可作风治

薛立斋曰：产后恍惚证，当大补血气为主，佐后方为善。盖风为虚极之假象，固其本元，诸病自退。若专治其风，则速其危矣。

慎斋按：以上四条，序产后有惊悸恍惚之证也。《济阴纲目》云：不语至惊悸恍惚诸证，有谓气虚血虚，有谓败血入心，有谓风邪所乘，一皆名为心风。然此风从何来，当从何治，前人亦未之悉，但言治痰治风。丹溪、立斋，则以大补气血为主，各有所见，在临证酌用之。愚谓产后不语一证，有败血、有湿、有热痰、有风热，一主实邪外感为病，而不及于虚，此亦前人立论之失。若惊悸恍惚，自是血虚，心气不足所致。《大全》必言风邪搏心，致有斯证，其言甚戾。立斋以为但固本原，毋专治风，有功来学不小。

产后发狂属败血冲心

《大全》曰：产后因惊，败血冲心，昏闷发狂，如见鬼祟，宜《局方》大圣泽兰散，加辰砂、枣仁汤下之。

立斋按：此乃血虚，神不守舍，非补养元气不可。

产后发狂属肝虚火炎

缪仲淳曰：有产后六朝发狂，持刀杀人，此阴血暴崩，肝虚火炎故也。用泽兰、归、地、牛膝、茯神、远志、枣仁，加童便。

产后乍见鬼神属败血停心

《大全》曰：心主身之血脉，因产伤耗血脉，心气虚，则败血停积，上干于心，心不受触，遂致心中烦躁，卧起不安，乍见鬼神，言语错乱。医人不识，呼为风邪，如此治，必不愈。但服调经散，加龙脑，得睡即安。

产后乍见鬼神属血虚邪淫

郭稽中曰：产后乍见鬼神者何？曰：肝藏血，心主血。因产去耗其血，劳动肝心，败血奔冲，邪淫于心，所以乍见鬼神，言语颠倒，非风邪也。但服调经散、黑龙丹。

产后乍见鬼神属心脾血少

薛立斋曰：产后乍见鬼神，若败血停滞，用调经散；若心血虚损，用柏子仁散。此证皆心脾血少所致。但调补脾胃之气，则痰清而神自安。若果系鬼祟所附，即灸鬼穴可愈。其或不起，多因豁痰降火攻伐之过也。

慎斋按：以上五条，序产后有发狂见鬼之证也。夫心所主者血也，心生血，肝藏血。产后阴血暴亡，则心失所养，肝火得以上炎。肝藏魂，心藏神，血虚则神魂不守，有发狂见鬼诸证。此皆虚火上乘之病。立斋但主补虚，而未之论及。缪仲淳一条，乃发前人未发。

产后妄言见邪不可作痰火论

单养贤曰：产后失血，心神失守，妄言见邪，宜服生化汤，加茯神、枣仁、远志。慎不可作痰火论，用消痰降火药，信师巫以惊产母。

产后狂言谵语分五证治

《大全》曰：产后语言颠倒，或狂言谵语，如见鬼神，其源不一，辨证治之。一则因产后心虚，败血停积，上干于心，而狂言独语者，当在乍见鬼神条求之。二则产后脏虚，心神惊悸，志意不安，言语错乱，不自知觉，神思不安者，当在惊悸条求之。三则有宿风毒，因产心虚气弱，腰背强直，或歌哭嗔笑，言语乱道，当作风痉治，在心惊中风条求之。四则产后多因败血迷乱心经，言语癫狂，或晕闷，当于血晕中求之。五则产后感冒风寒，恶露斩然不行，憎寒发热如疟，昼日明了，暮则谵语，如见鬼状，当作热入血室治之。宜琥珀地黄丸及四物汤。以上诸证，大抵产后首当逐败生新，然后仔细详疾，不可妄立名色，自生新意。加减方药，大宜对证，依古法施治，未有不安者也。

薛立斋按：前证当固胃气为主，佐以见证之药。若一于攻痰，则误矣。

产后虚烦属余血奔心

《大全》曰：产后余血奔心，以致虚烦。盖因分娩后，不与童便，并擗心下，及卧太早，兼食不相宜之物所致。

产后虚烦戒服竹叶石膏汤

陈无择曰：寻常治诸虚烦热，以竹叶石膏汤、温胆汤。不知产后与寻常不同，如石膏等药，不宜轻用，用之必死。

产后渴属于血虚

《集验方》曰：产后血渴，血渴者，血虚而渴也。方用人参、麦冬、生地、甘草、瓜蒌。又产后心烦发渴，宜清心莲子饮。

产后心烦血渴分证用药

薛立斋曰：前证若由血过多，虚火上炎，用童便入四物，加白术、麦冬、丹皮。若胃气虚有热，竹叶黄芪汤。若血虚发热，八物加麦冬、五味。若血脱烦躁，用当归补血汤。胃气弱，补中汤、七味白术散。

慎斋按：以上四条，序产后有虚烦血渴之证也。血为周身津液，产后去血过多，阴虚火旺，则有烦躁，有发渴证，宜大剂滋阴降火消瘀，加童便为主。《济阴纲目》云：产后血虚，气无所附，逆而为火，火上逆而瘀血随之，则心烦发躁。童便，浊阴也，味苦寒而咸，性就下，降火消瘀，所谓浊阴出下窍是也。二证并用之为妙。若仲景二物黄芩汤，有黄芩、苦参，又有竹茹、石膏，治产妇中虚烦乱，四肢苦烦热诸证，未敢信也，当以《三因》之论为主。

产后口鼻黑衄属胃绝肺败

郭稽中曰：产后口鼻黑气起，及鼻衄者何？答曰：阳明者，经脉之海，起于鼻，交频中，还出颊口，交人中，左之右，右之左。产后气血虚散，荣卫不和，散乱入于诸经，却还不得，故令口鼻黑气起，及变鼻衄。此缘产后虚热，变生此证。胃绝肺败，不可治。《病机》云：产后见衄者，不可治。

产后鼻衄为气脱血死证

薛立斋曰：胃脉挟口，绕承浆，鼻准属脾土，鼻孔属肺金，此胃虚肺损，为气脱血死之证，急用二味参苏饮加附子，亦有得生者。

慎斋按：以上二条，序产后有鼻衄之证也。鼻衄本非死证，产后犯此，或恶露不下，虚火载血上行，溢出鼻窍，不循经度，肺胃已受火热，故黑气变现于鼻口，此热极反兼水化也，故曰肺胃败绝，为不可治。立斋参苏饮加附子，似未稳。莫若大盏童便，加牛膝、丹皮、泽兰、生熟地，倍人参服之。

产后咳嗽属肺经感邪

《大全》曰：肺主气，因产后血虚，肺经一感微邪，便成咳嗽。或风热，或寒湿，皆令人咳嗽。若产后吃盐太早，咳嗽者难治。

产后咳嗽属食面壅纳

郭稽中曰：产后血气不通，咳嗽者何？答曰：产后咳嗽，多因食热面壅纳，或热病，或有气块，发时冲心痛，气急咳嗽，四肢寒热。

产后咳嗽属恶露上攻瘀血入肺

陈良甫曰：产后伤风咳嗽，是恶露上攻，流入肺经，或面赤，发喘欲死，急用二味参苏饮。又李氏曰：产后咳嗽，多是瘀血入肺。知母饮治产后恶露流入肺经咳嗽。

《济阴》按：知母、贝母，凉药也，岂可治恶露上攻。人参补气药也，岂可治流入肺经之嗽。即加桃仁、杏仁以泻肺导瘀，亦不可妄用。

产后咳嗽属胃气不足

薛立斋曰：产后咳嗽，悉胃气不足。胃为五脏之本，胃气一虚，五脏失所，百病生焉。患者多谓腠理不密所致，不知肺属辛金，生于己土，亦因土虚不能生金，腠理不密，外邪所感，其阴火上炎，宜壮土金生肾水，制火为善，若径治咳嗽则误矣。

产后咳嗽分证用药

薛立斋曰：产后咳嗽，或因阴血耗损，或因肺气亏伤，或阴火上炎，或风寒所感，治法不一。若阴血虚者，芎、归、熟地、参、术；肺气伤者，四君子加芎、归、桔梗；阴火上炎者，六味地黄加参、术；风寒感者，补中汤加桔梗、紫苏。

慎斋按：以上五条，序产后有咳嗽之证也。产后咳嗽，有外邪，有内伤，有瘀血，不外三因之感。其本则以气血虚，而胃气不足所致。夫咳嗽为肺金病，土虚不能生金，致有咳嗽之患。虽有外邪、伤食、恶露诸证，必顾母为要。此立斋之论为知本也。

产后寒热属败血不可作疟治

郭稽中曰：产后乍寒乍热，多是败血为害，或阴阳不和。若概作疟治，则误矣。

楼全善曰：产后疟疾，多由污血挟寒热而作，大法宜柴胡四物汤调之。热多者，草果饮子；寒多者，生熟饮子。

产后疟疾属阴阳两虚不可用柴胡汤

《产宝新书》曰：产后类疟分二证，产后半月内外，寒热往来，或午后、日晡、夜间发热，或一日两三度，其发有期，其证类疟。由气血并竭，阳虚寒作，阴虚发热也。慎毋以疟治，虽小柴胡汤，不可轻用。惟调补气血，寒热自除。仲景云：伤寒往来寒热，一日二三度发。此阴阳俱虚，不可更发汗，更吐，更下，其意亦同。

产后疟疾属气血虚宜补胃气为主

薛立斋曰：产后疟疾，总以补胃气为主，佐草果饮之类。若胃气稍充，以草果饮为主，佐以补胃药。盖气虚则寒，血虚则热，胃气虚则恶寒，胃气下陷，则寒热交作。当大补气血，其病自退。若误用清脾截疟之类，多致不起。

慎斋按：以上三条，序产后有疟疾之证也。疟病在夏秋之交，本风寒暑湿四气之感。而产后之疟，虽有外邪，当从气血两虚为治。阳虚外寒，阴虚内热，阴阳两虚则寒热交作，故宜大补气血为主。若郭氏以败血为害，固当消瘀，亦必兼补气血始善。故一切治疟诸方，如小柴、清脾、截疟、四兽之属，概不可施。况草果饮有川芎、白芷、紫苏、柴胡、青皮、良姜之发表耗气。立斋以补胃气立论，诚得治疟之本。若以草果饮为主佐则失矣，不能无辨。

产后痢疾属内外诸伤

《大全》曰：产后痢疾，由产劳伤，脏腑不足，日月未满，虚乏未复，或劳动太早，或误食生冷，行起太早，外伤风冷，乘虚入于肠胃。误食生冷难化之物，伤于脾胃，皆令泄泻，甚则变痢。若血渗大肠，则为血痢，难治，世谓之产子痢。产后本虚，又加久痢，愈见羸弱，谓之虚羸下痢。又有产后气不顺，下痢赤白，谓之气痢。治法，热则凉之，冷则温之，冷热相搏则调之，滑则涩之，虚者补之。若产妇不能宽解，须当顺气，未有不安者也。

产后下痢属风冷乘虚

郭稽中曰：产后腹痛，及泻痢者何？答曰：产后肠胃虚怯，寒邪易侵。若未满月，饮冷当风，乘虚袭留于肓膜，散于腹胁，故腹痛作阵，或如刀刺。流入大肠，水谷不化，洞泻肠鸣，或下赤白，肢胁膜胀，或痛走不定，急服调中汤立愈。若以为积滞取之，祸不旋踵，谨之。

产后痢疾作渴属津液内竭

《产宝百问》曰：产后下痢作渴者，水谷之精，化为血气津液，以养脏腑，脏腑虚燥，故痢而渴。若引饮则难止，反溢水气。脾胃既虚，不能克水，水自流溢，浸渍皮肤，则令人肿。但止其渴，痢自瘥。

薛立斋曰：产后痢作渴，渴而不喜冷饮，属胃气虚，不能生津液也，七味白术散。如夜间发热口渴者，肾水弱而不能润也，六味丸佐益气汤，以滋化源。

产后痢分证用药

薛立斋曰：产后痢，或因饮食伤损脾土，脾土虚不能消食，当审治之。若米食所伤，六君子加谷芽；面食伤，加麦芽、莱菔子；肉食伤，加山楂、神曲；兼呕吐，加藿香。若久不愈，或非饮食所伤，乃属肾气亏损，必用四神、六味、八味丸补肾。若用分利导水之剂，是虚其虚也。

产后滞下不可用下药

缪仲淳曰：凡产后痢，积滞虽多，腹痛虽极，不可用大黄等药行之，致伤胃气，遂不可救。但用人参、归、芍、红曲、醋炒升麻，倍加甘草与益母草、滑石足矣。若恶露未尽，兼用乳香、没药、砂仁、阿胶，自愈。

慎斋按：以上五条，序产后有痢疾之证也。痢本于外感六淫，内伤饮食所致。若产后，当兼气血虚处治，故不可用治痢常法，而以调补脾胃为要也。又按：产后痢属气血大虚，不可治痢，惟补气血，以大剂人参、当归主之。

产后蓐劳属风冷搏于气血

《大全》曰：产后蓐劳，由生产日浅，血气虚弱，饮食未平，不满百日，将养失所，风冷客之，搏于气血，不能温于肌肤，使虚乏劳倦，乍卧乍起，颜容憔悴，食饮不消。风冷邪气感于肺，肺受微寒，故咳嗽口干，遂觉头昏，百节疼痛；荣卫受风邪，流注脏腑，须臾频发，时有盗汗，寒热如疟，背膊烦闷，四肢不举，沉重着床，此蓐劳之候也。

产后蓐劳属忧劳思虑所致

陈良甫曰：妇人因产理不顺，疲极筋力，忧劳思虑，致令虚羸喘乏，寒热如疟，头痛自汗，肢体倦怠，咳嗽痰逆，腹中绞刺，名曰蓐劳。

产后蓐劳属亏损血气所致

《产宝百问》曰：产后虚羸，渐成蓐劳，皆由产下亏损血气所致。须慎起居，节饮食，调养百日，庶保无疾。若中年及难产者，毋论日期，必须调养平复，方可动作。否则气血复伤，虚羸之证作矣。

产后蓐劳当补脾胃养正气为主

薛立斋曰：蓐劳当扶养正气为主，多因脾胃虚弱，饮食减少，致诸经疲惫。当补脾胃，饮食一进，精气生化，诸脏有所赖，其病自愈。

慎斋按：以上四条，序产后有蓐劳之证也。蓐劳之成，因产后气血虚损，不慎起居，或感风冷外邪，或伤七情忧虑，以致动作不时，将养失宜，遂成蓐劳之候。此《产宝》以调养为训，立斋以养正为先也。

产后血崩属劳役惊怒所致

郭稽中曰：产后血崩者何？曰：因产后所下过多，血气暴虚，未得平复，或因劳役，或因惊怒，致血暴崩。又有荣卫素伤，气衰血弱，亦变崩中。若小腹满痛，此肝经已坏，为难治，俱宜固经丸止之。若小腹胀满，此为内有瘀血，未可止之，必致淋沥。

产后血崩属酸咸不节以伤荣卫

陈良甫曰：产后伤耗经脉，未得平复，劳役损动，致血暴崩。或因酸咸不节，以伤荣卫，亦变崩中。

产后血崩属脏气不平

陈无择曰：血崩不是轻病，况产后有此，是谓重伤，恐不止酸咸不节所致。多因惊忧恚怒，脏气不平；或产后服断血药早，致恶血不消，郁满作坚，亦或崩中。固经丸自难责效，不若大料煮芎归汤加芍药，随证治之。

产后血崩分证用药

薛立斋曰：前证若血滞，小腹胀满，用失笑散；肝火血妄行，加味逍遥散；脾郁不统血，加味归脾汤；脾虚不摄血，补中汤；厚味积热伤血，清胃散加槐花；风热相搏伤血，四君子加防风、枳壳。

慎斋按：以上四条，序产后有血崩之证也。产后已亡血，而又有崩证，似非轻病，多属阴虚气脱所致。稽中主于劳役惊怒，是本内伤七情为病；若良甫以酸咸不节，无择以血药断早，均非病机之要。予谓产后下多亡阴，须用仲景法。血脱益气，纯用血药无济也。观《薛氏医案》有妇人血崩如涌，以六君子加黑姜而愈，得其旨矣。

产后便秘属亡津液胃燥

《金匮要略》曰：新产妇人有三病，三者大便难，何谓也？曰：亡津液，胃燥，故大便难。

产后便难属内亡津液

《圣济总录》曰：大肠者，传导之官，变化出焉。产后津液减耗，胃中枯燥，润养不足，糟粕壅滞，故令大便难，或致不通。盖新产之人喜病者，由去血过多，内亡津液故也。

产后便秘属血虚火燥

薛立斋曰：产后大便不通，因去血过多，大肠干涸。或血虚火燥，不可计日期，饮食数多，用药通润之；必待胀满，觉胀自欲去，不能去，乃结在直肠，宜胆导之。若服苦寒药通之，反伤中焦元气，或愈难通，或通而泻不止，必成败证。若血虚火燥，加味逍遥散；气血俱虚八珍汤。慎不可用麻仁、杏仁、枳壳之类。

产后便秘属津液不足不可服寒药

郭稽中曰：产后大便秘涩者何？答曰：产后水血俱下，肠胃虚竭，津液不足，是以大便秘涩不通。若过五六日闷胀者，此燥屎在脏腑，干涩未能出耳，宜麻仁丸以润之。若误以为有热，投寒药，则阳消阴长，变证百出矣。

产后秘结属血少肠燥不可用峻利药

单养贤曰：产后大便日久不通，因血少肠燥故也。宜多服生化汤，则血旺气顺，传化如常，自无燥涩之患。切不可用硝、黄峻利之剂，以亡阴血，致中气虚而便秘愈甚，遂成胀满者有之。

产后便秘戒轻用大黄

陈无择曰：产后不得利，利者百无一生。去血过多，脏燥，大便秘涩，固当滑之。大黄似难轻用，惟葱涎调腊茶为丸，复以腊茶下之。

慎斋按：以上六条，序产后有大便秘结之证也。产后水血俱下，则大肠燥涩，便闭不通，《金匮》《圣济》均主津液内亡，立斋主血虚火燥，自是元气内乏受病。故戒不可以苦寒峻利，再伤气血，渐致不救也。

产后小便不通属内积冷气

《产孕集》曰：产后小便不通，腹胀如鼓，闷乱不醒。盖缘未产前，内积冷气，遂致产时尿胞运动，用盐于脐中填平，用葱白捣一指厚，安盐上，以艾炷饼上灸之，觉热气入腹内，即时便通，神验。

产后淋属热客胞中

《大全》曰：产后诸淋，因产有热气客脬中。内虚则频数，热则小便涩痛，故谓之淋。

产后淋属热邪搏血渗入胞中

《大全》曰：有因产损，气虚挟热，热邪搏血，流渗胞中，血流小便而出，则为血淋。

产后淋治法宜量虚实

陈无择曰：治诸产前后淋，其法不同，产前当安胎，产后当去血。如冷、热、膏、石、气淋等，为治则一，但量虚实用之。瞿麦、蒲黄是产后要药，惟当寻究所因，则不失机要矣。

慎斋按：以上四条，序产后有小便不通，淋秘之证也。《三因》云：产前当安胎，产后当去血。此二语为吃紧。如产前淋，或由气虚不化，当用参、芪补气安胎，不可过用渗利。产后淋，或由污血阻滞，当以瞿麦、蒲黄为要药。若血虚热郁，当用六味丸、逍遥散，补阴养血，滋其化源，佐以导血药可也。

产后二便不通属津液燥竭

《大全》曰：产后大小便不通，肠胃本挟热，因产水血俱下，津液燥竭，肠胃痞涩，热气结于肠胃，故令大小便不通。有妇产下，患二便不通，饮牛乳而通，人乳尤善。

产后小便数属气虚不制

《大全》曰：产后小便数者，气虚不能制也。

产后小便不禁属脾肾虚

薛立斋曰：产后遗尿，肾气不固也，五味子丸主之。若脾肾虚弱，用还少丹，仍以补中汤为主。虚寒加肉果、补骨，或四神丸。若脾肾虚寒，用八味丸、四神丸佐之。

产后小便不禁属产伤膀胱

陈良甫曰：妇人产理不顺，致伤膀胱，遗尿无时。

产后小便淋沥属损破尿脬

朱丹溪曰：有收生不谨，损破产妇尿脬，致病淋沥。用猪羊胞煎汤入药，参、芪为君；归、地为佐；桃仁、陈皮、茯苓为使，于极饥时饮之。令气血骤长，其胞自完，稍缓亦难成功也。

产后小便淋沥分证用药

薛立斋曰：稳婆不慎，致胞损而小便淋沥者，八珍汤补气血。若因膀胱气虚，小便频数，当补脾肺。若膀胱阴虚，小便淋沥，须补肺肾，方用补中汤，加山茱、山药为主，佐以桑螵蛸散。

慎斋按：以上六条，序产后小便有数，有不禁遗尿，有淋沥之证也。经云：肾主二便，开窍二阴，小便不禁，淋沥，前阴病也。产后气血大虚，有伤脏腑，非肺气虚而不能约制，为遗尿，为不禁，即肾气竭，而多有虚热移于膀胱，为沥为淋。总以养气血，加升提固涩之剂为主。若用渗利疏导，是重虚也，戒之。

产后小便出血属热乘胞内

《大全》曰：产后小便出血，因血气虚而热乘之。血得热则流散，渗于胞内，故血随小便出。有产妇尿血，面黄胁胀，少食，此肝木乘脾土也。用加味逍遥散、补中汤，兼服而愈。

产后大便出血分诸证用药

薛立斋曰：产后便血，或饮食起居，或六淫七情，致元气亏损，阳络外伤。治法：若因膏粱积热，加味清胃散；因醇酒湿毒，葛花解酲汤；怒动肝火，六君子加芎、归、芍药、柴胡；因郁结伤脾，加味归脾汤；思虑伤心，妙香散；大肠风热，四物加柏叶、荆、防、枳壳、槐花；大肠血热，四物加芩、连；肠胃虚弱，六君子加升、柴；肠胃虚寒，六君子加肉果、木香；因元气下陷，补中汤加茯苓、半夏；胃气虚弱，六君子加升麻；血虚，四物加升麻；气血虚，八珍加升、柴温补。

慎斋按：以上二条，序产后有二便下血之证也。产后既亡血，而大小二便复有下血之患，此非寻常火热渗于膀胱，归于大肠，可例治也。非血虚即气脱。心主血，脾统血。心气虚则小肠不能制而血流，脾气弱则大肠无移荫而血下。故二便出血，当责之心脾二经为病。若《大全》竟以热论，立斋一条，分因杂出，详证配方，未免胶柱，似难责效。立斋之书，补元阴元阳，动以滋化源立论，开发后人，有功来学不少。但每让辄以方配，某病用某方，似欲后人按图索骥，刻舟求剑矣。善读立斋之书者，不知以予言为河汉否也。

产后发痈疽不可用治毒药

《产宝新书》曰：产后发痈疽，宜生化汤加连翘、金银花、甘草、乳香、绿豆粉和服，不可用大黄等药，并败毒散之类。

慎斋按：新产妇人，或在十朝十五朝之后，忽发痈肿于四肢、胸腹间，或是败血不尽，或是气血虚弱，荣气不从，逆于肉理，发为痈毒。如败血瘀滞经络者，当补血行血，导瘀疏气为主；如气血虚弱，荣卫运迟，成壅肿者，当补气活血为主。切不可从毒治，用寒凉清火解毒药。只用大补，如十全、八珍之属，以固本元，扶胃气，气壮血流，其毒自解。若欲攻毒，势必溃烂，不能收功矣。

产后月水不调属风邪冷热客经络

《大全》曰：产后月水不调，由产伤动血气，虚损未复，风邪冷热之气，客于经络，乍冷乍热，冷则血结，热则血消，故令血或多或少，或在月前，或在月后，名不调也。

产后月水不调属风冷伤经

《大全》曰：产伤动血气，虚损未复，为风冷所伤，血得冷则凝结，故风冷伤于经，血结胞络之间，令月水不通。凡血结，月水不通，则成血瘕。水血相并，复遇脾胃衰弱，肌肉虚者，为水肿。

产后月水不通不必药

陈良甫曰：妇人冲任之脉，为经络之海，皆起胞内。手太阳小肠，手少阴心，此二经上为乳汁，下为月水。若产后月水不通，新产后劳伤气血，或去血过多，乳汁自然不通。若乳子半岁或一岁之内，月经不行，此常候，非病也。若半岁而行，或四五个月便行，是少壮血盛之人。若产后一二年，月经不通，无疾苦，亦不必服药。或劳伤气血，冲任脉虚，气血衰少不行，但服健脾胃资气血之药，自然通行。以药通之，为害滋大。

慎斋按：以上三条，序产后有月水不调、不通之证也。月水不行，为妇人要病。至产后不行，又不可以病言也。《大全》二条，均主风冷邪伤，专以外感为病，亦属偏论。夫产后月水不调不通，有因于产动劳伤脏气，血虚弱者；有因于怀子自乳，血脉上为乳汁者；有因脾胃气虚，饮食少进者。不止风邪冷热之感也。良甫一条，甚悉病机。至云但服健脾胃资气血药，不必通经，尤见探本之论。

产后乳汁不行属亡津液

《大全》曰：妇人乳汁，气血所化，不行者，由气血虚弱，经络不调所致。或谓产后必有乳，乳虽胀而产后龋作者，此年少之人，初经产乳有风热，须服清利之药则乳行。若累经产而无乳者，亡津液故也，须服滋益之药助之。若有乳不甚多者，须服通经之药，仍以羹臛引之。盖妇人之乳，资以冲脉与胃经通故也。有屡经产而乳汁常多者，亦妇人血气不衰使然。若妇人素有疾在冲任经者，乳汁少而色黄，生子亦怯弱多疾。

产妇乳汁不行有二

陈无择曰：产妇有二种乳汁不行，有气血盛而壅闭不行；有血气少弱涩而不行。虚当补之，盛当疏之。盛者，当用通草、漏芦、土瓜根。虚者，用炼钟乳粉、猪蹄、鲫鱼之属。

产妇乳汁不行宜壮脾胃以滋化源

薛立斋曰：前证若气血虚弱，不能生化者，宜壮脾胃。怒动肝火，乳肿汁出者，宜清肝火。乳汁乃气血所化，在上为乳，在下为经。若屡产无乳，或大便涩滞者，亡津液也。当滋化源，冲任之脉盛，脾胃之气壮，则乳汁多而浓；衰则淡而少，所乳之子，亦弱而多病。

产后乳自出属胃气虚

《大全》曰：产后乳汁自出，胃气虚也，宜补药以止之。若未产而乳自出者，谓之乳泣，生子多不育。若产妇劳役，乳汁涌下，此阳气虚而厥也，独参汤补之。

乳房肿胀用麦芽

薛立斋曰：凡妇人气血方盛，乳房作胀，或无儿饮，痛胀寒热，用麦芽二三两炒熟，水煎服之立消。其耗散血气如此，何脾胃虚弱，饮食不消，方中多用之？一云：麦芽最消肾。若气血虚，而乳汁自出者，宜十全大补汤。

产后乳痈属邪热攻阳明血搏气滞

《圣济总录》曰：产后冲任不足，气血俱虚，其热潜行入足阳明之脉。直行者，从缺盆下乳内廉，下挟脐，入气街中。冲脉者，起于气街。盖足阳明之经，挟脐上行，至胸中而散。其经为邪热攻冲，则血为之击搏，气为之留滞。击搏则痛作，留滞则肿生。产后多有此疾，由乳汁壅积，与气相击搏故也。

慎斋按：以上六条，序产妇有乳汁不行之证也。妇人以血用事，上为乳汁，下为月水。而血之所化，则本于脾胃饮食之精微，运行而为乳为经。产后脾胃之气旺，则血旺而乳多；脾胃之气衰，则血减而乳少。此立斋治乳汁，以壮脾胃、滋化源为要也。若不顾脾胃以补气血，徒从事于通乳之剂，是犹求千金于乞丐而不可得矣。

产后阴脱属产劳太过所致

陈《三因》曰：妇人趁产劳力，努咽太过，致阴下脱，及阴下挺出，逼迫肿痛，举重房劳，皆能发作。清水续续，小便淋沥，硫黄、乌贼骨、五味子为末，掺之。

产后玉门不闭属气血不能收摄

陈良甫曰：产门不闭，由元气素弱，胎前失于调养，以致血气不能收摄故也，十全大补汤。有初产阴户肿胀，或焮痛不闭，加味逍遥散。若肿不闭者，补中汤加五味子，切忌寒凉之药。

产门不闭肿痛分证用药

薛立斋曰：玉门不闭，气血虚弱也，十全大补汤。肿胀焮痛，肝经虚热也，加味逍遥散。

慎斋按：以上三条，序产后有阴脱、不闭之二证也。产后一切证，总以气血大虚为治，况阴挺下脱，玉门不闭乎？故丹溪、立斋医案，有产户下一物如手帕者，有下一物如合钵，有二歧者，有出肉线一条者，有子宫损落一片者。凡此皆气虚血脱。故子户胞门，见证种种。其立方处治，不过参、芪、归、地，加以升提收涩，临证之工，可以神明之矣。

卷七 崩带门

经论血崩属悲哀阳气内动

《素问》曰：悲哀太甚则胞络绝，胞络绝则阳气内动，发为心下崩，数溲血。

经论血崩属悲哀热气在中

《素问》曰：悲哀太过，则心系急，肺布叶举，而上焦不通，热气在中，故血走而崩也。

经论血崩属阴虚阳搏

《素问》曰：阴虚阳搏，谓之崩。

经论血溢属劳力伤肠胃络脉

《灵枢》曰：猝然饮食则肠满；起居不节，用力过度，则络脉伤。阴络伤则血内溢，血内溢则后血。肠胃之络伤，则血溢于外。

慎斋按：以上经论三条，序妇人血崩之属内伤为病也。血崩有得之悲哀者，此七情伤心之崩也，有得之劳力者。此内伤劳倦之崩也。

经论血崩属于热

《运气》曰：少阴司天，热淫所胜，民病血泄。少阳在泉，火淫所胜，民病便血。岁金不及，炎火乃行，民病下血。

《纲目》曰：是火炎助心，血盛而血下也。

经论血崩属于寒

《运气》曰：太阴司天，寒淫所胜，血变于中，民病血泄。太阳之胜，血脉凝泣，感为血泄。阳明司天之气，民病便血，治以诸热。

《纲目》曰：是寒攻心，血虚而下血也。

经论血崩属于风

《运气》曰：少阳司天之政，初之气，风盛乃摇，候乃大温，民病血崩。

慎斋按：以上经论三条，序妇人血崩之属火热风寒，外感为病也。血崩固属内伤不足证，而火热风寒客邪之感，亦间有之。但血崩为妇人前阴病，属于内因。《运气》血泄、便血，是言大肠下血，属于外因。《纲目》列之血崩证内，则误矣。序书之讹，在于全善且然，而况下此乎？故存以俟正之。

《金匮》论血崩属三焦绝经

张仲景曰：寸口脉微而缓，微者卫气疏，疏则其肤空，缓者胃弱不实，则谷消而水化。谷入于胃，脉道乃行；水入于经，其血乃成。荣盛则其肤必疏，三焦绝经，名曰血崩。

《金匮》论崩漏属虚寒相搏

张仲景曰：寸口脉弦而大，弦则为减，大则为芤；减则为寒，芤则为虚；虚寒相搏，此名曰革，妇人则半产漏下。

慎斋按：以上《金匮》二条，序妇人崩漏本于三焦绝经，而芤减之脉，为虚寒相搏之病也。

崩漏属败血脓积

王海藏曰：或因胎产，或因酒色，前后脱血，带漏不已。先由子脏，俱入赤肠，泽液恶秽，前行太过，滓粪燥结，后滞不通。此胎肠俱病，治宜推去败血脓积，益血致新也。心所不生，脾所不裹，肝所不藏，此三焦经绝也。宿虽为病，亦有浅深新久，治亦从轻重之。

血崩有瘀属恶血未尽

戴元礼曰：血大至曰崩，或清或浊，或纯下瘀血，势不可止。有崩甚腹痛，人多疑恶血未尽。又见血色瘀黑，愈信恶血之说，不敢止截。大凡血之为患，欲出未出之际，停在腹中，即成瘀血，以瘀为恶，又焉知瘀之不为虚冷乎？瘀而腹痛，血行则痛止；崩而腹痛，血住则痛止。芎归汤加姜、附，止其血而痛自止。

血崩属涎郁胸膈

朱丹溪曰：有涎郁胸中，清气不升，故经脉壅遏而降下。非开涎，不足以行气。非气升，则血不能归隧道，此论血泄之义甚明。盖以开胸膈间之浊涎，则清气升，清气升则血归隧道而不崩矣。其证或腹满如孕，或脐腹疗痛；或血结成片；或血出则快，止则闷；或脐上动。治宜开结痰，行滞气，消污血。

慎斋按：以上三条，序血崩之属污血、痰涎，实邪为病也。凡病先明虚实寒热，如崩漏证，有虚有实，有寒有热。虚者主于血虚气虚，阴虚阳虚；实者主于污瘀恶血，痰涎郁滞。虚则为寒为冷，实则为火为热。此证之不可不先辨者也。

崩漏属冲任血虚不能约制

《圣济总录》曰：妇人崩漏病，经血淋漓不断是也。冲任之脉，所至有时。若非时而下，犹器之津泄，故名曰漏下。盖由血虚气衰，不能约制，又有瘀血在内，因冷热不调，使血败。其色或赤如豆汁，黄如烂瓜，黑如衃，青如蓝，血如脓，五色随五脏，虚损而漏应焉。

崩下属冲任气虚不能制

朱丹溪曰：崩下，由脏腑伤损，冲任二脉血气俱虚故也。二脉为经脉之海，血气之行，外循经络，内荣脏腑。若劳伤过极，冲任气虚，不能约制经血，故忽然而下，谓之崩中暴下。治当大补气血，升举脾胃之气，微加镇坠心火之药以治心，补阴泻阳而崩自止。东垣有治法，但不言热，其主在寒，学者宜细思之。

血崩属阳虚不足

赵养葵曰：血崩之疾，当分阴阳而治。气血，人身之阴阳也。阳主升，阴主降；阳根阴，阴根阳。一升一降，循经而行，无崩漏也。若阳有余，则升者胜，血出上窍；阳不足，则降者胜，血出下窍。总之，血随阳气而升降。阳气者风也，风能上升，然必须东方之温风始能升，故用助风益气汤。凡气虚不能摄血而崩者，其人必面白，尺脉虚大，食饮无味，久病者有之。

慎斋按：以上三条，序血崩之属血虚、气虚、阳虚不足也。血崩本为血病，而有阳气之虚者，血脱气亦脱也。阴阳相维，互为其根。阴血大下，阳不能维固，当以无形之气，生有形之血也。

血崩属热为阳脉有余病

张子和曰：妇人天癸尽，本不当下血，血得热而流散，非寒也。女子血崩，多因大悲哭甚，则肺叶布，心系为之急，血不禁而下崩。经曰：阴虚阳搏谓之崩。阴脉不足，阳脉有余，数则内崩血下流。世有以虚损治之，莫有知其非者，可服大剂黄连解毒汤。

血崩属阳乘于阴为阳邪有余病

许学士曰：崩中多用止血及补血药，不效，以霹雳酒治之。此阳乘于阴，所谓天暑地热，经水沸溢是也。经云：阴虚者，尺脉虚浮；阳搏者，寸脉弦急也。是为阴血不足，阳邪有余，故为失血内崩证。用奇效四物加胶、艾，再入黄芩。医曰：心主血，血得热则行，得寒则止。故漏下属热兼虚者，四物加黄连。凡妇人感热，血脉妄行，病曰热崩，以抑气散倍加生地。

血崩属热不可作寒论

王海藏曰：妇人血崩，来如潮涌，明是热势妄行，岂可作寒论治？宜清补兼升提，不可骤止。

经血暴崩属火热为喜怒惊恐所致

张子和曰：妇人经血，终于七七之数。数外暴下，经曰火主暴速，亦因暴喜暴怒，忧急惊恐所致然也。慎不可作冷病治之，用峻热之药则死。可用黄连解毒汤，以清于上，更用莲房壳灰、棕灰，以渗于下，后用四物加胡索散，凉血和经之药。

血崩属阴虚火逼妄行关心肾二经

马玄台曰：经云：阴虚阳搏谓之崩。盖尺脉既虚，虚则血已损，寸脉搏击，虚火愈炽，谓之曰崩，由火逼而妄行也。妇人血崩，是从胞络宫来，血久下行，已为熟径，则本宫血乏，十二经之血，皆从此渗漏矣。然胞络下系于肾，上通于心。故此证实关心肾二经，宜有阴虚阳搏之脉也。东垣用十二经引经之药，使血归十二经，然后用黑药止之。若徒用黑药，不先服领血归经药，病亦难愈也。

血崩属真阴虚不能镇守包络相火

张洁古曰：崩者，倏然暴下也；漏者，淋漓不断也。将息失宜，劳役过度，喜怒不常，大伤于肝，肝为血府，伤则不藏血，而为崩中漏下。或悲思忧恐太甚，阳气内动，真阴虚，不能镇守包络相火，故血走而崩，宜养血安神为主。或因脾胃气虚下陷，肾与相火相合，湿热下迫而致，宜调脾养血为主。或大小新产，遽触房事，皆作崩漏。或经水未绝，欲炽而伤血海，亦致崩漏，皆宜养血镇守为上。

崩漏属脾胃虚火乘心包

李东垣曰：女子漏下恶血，或暴崩不止，多下水浆之物。皆由饮食不节，或劳伤形体，或心气不足，致令心火乘脾，脾土受邪。夫脾土，滋荣周身者也。心生血，血主脉，二者受邪，病皆在脉。脉，血之府也；心，脉之神也。心不主令，包络代之。心系者，包络命门之脉也，主月事生孕。因脾胃虚，而心包乘之，故漏下血水不止，当除湿去热，用升阳除湿汤。此药乃从权衡之法，以风药胜湿，为胃气下陷而迫于下，以救其血之暴崩也。若病愈，经血恶物已尽，主病虽除，后必须以黄芪、人参、甘草、当归之类，数服以补之。若经血恶物下之不绝，尤宜救根本，当益脾胃，退心火之亢甚，是治其根蒂也。

崩漏属心火亢甚肝实不纳血

虞天民曰：妇人崩漏不止，先因心火亢甚，于是血脉泛溢，以致肝实而不纳血，出纳之道遂废。经曰：子能令母实。是肝肾之相火，挟心火之势，从而相煽，所以月水错经妄行，无时而泛溢也。若不早治，渐而崩中，甚则为血枯发热劳极证，不可治矣。

慎斋按：以上八条，序崩漏之属火热为病也。血崩漏下，《内经》《运气》均主于火，然火亦有虚实之分。惟子和、学士、海藏三家，则以阳邪有余立论，故有不可作寒冷治法之说。至洁古、东垣，虽言包络相火，心火乘脾，而曰真阴虚、曰脾胃虚，则又不可纯以火热为治矣。玄台、天民亦从张、李，以发明其未尽。临是证者，毋竟从火治，必兼洁古、东垣之论，为不易也。

血崩属寒在下焦

陈良甫曰：妇人冲任二脉，为经脉之海，外循经络，内荣脏腑。若阴阳和平，则经下依时。如劳伤不能约制，忽然暴下，甚则昏闷。若寸脉微迟，为寒在上焦，则吐血、衄血；尺脉微迟，为寒在下焦，则崩血、便血。法当调补脾胃为主。

崩漏日久化寒主升举论

李东垣曰：圣人治病，必本四时升降浮沉之理。经漏不止，是前阴之气血以下脱；水泻不止，是后阴之气血又下陷。后阴者，主有形之物；前阴者，精气之门户。前后二阴俱下，是病人周身之气，常行秋冬之令，主肃杀收藏。人身中阳气升浮，谷气上行，则阳生阴长，春夏是也。既病则周身气血皆不生长，谷气不升。前虽属热，下焦久脱，已化为寒，久沉久降，寒湿大胜，当急救之。泻寒以热，除湿以燥；大升大举，以助生长；补养气血，不致偏枯。圣人立治法云：湿气大胜，以所胜助之，用风木上升是也。经云风胜湿，是以所胜平之，当和调胃气而滋元气。如不止，用风药以胜湿，此之谓也。

血崩服寒药变寒用热治法

薛立斋曰：有妇人患崩，过服寒药，脾胃久虚，中病未已，寒病复起，烦渴引饮，粒米不进，昏愦时作，脉洪大，按之微弱。此无根之火，内虚寒而外假热也，十全大补加附子。崩减，日服八味丸愈。又有久患崩，服四物凉血剂，或作或止，有主降火。如腹痛，手足俱冷，此脾胃虚寒所致，先用附子理中汤，次用济生归脾、补中益气二汤，崩顿愈。若泥痛无补法，则误矣。

慎斋按：以上三条，序血崩之属虚寒为病也。血崩属火热致病者多，崩中日久，则热变为寒。亦有服寒凉过甚，中寒内生者，东垣、立斋之案治，不可不留意也。崩漏有实有虚，有热有寒，寒热虚实之辨明，而治法可以不忒矣。

崩漏有五色之分

王叔和曰：五崩何等类？师曰：白崩者形如涕，赤崩者形如绛，黄崩者形如烂瓜，青崩者形如蓝色，黑崩者形如衃血。

崩有阴阳以五色分五脏属虚冷所致

齐仲甫曰：受热而色赤者，谓之阳崩；受冷而色白者，谓之阴崩。五脏皆虚，五色随崩俱下。一脏虚，随脏见色而下。其色白如涕，知肺脏之虚冷也；其色青如蓝，知肝脏之虚冷也；其色黄如烂瓜，知脾脏之虚冷也；其色赤如绛，知心脏之虚冷也；其色黑形如肝血，知肾脏之虚冷也。五脏俱虚，五色相杂，谓之五崩。

崩漏有阴证阳证之分

龚云林曰：崩漏之证有阴阳。若妇人年五十后，经止数年，忽然又行，兼腹痛，或身热口渴者曰崩，此阴证也；若妇人年三十四十后，经行三十日，涌暴不止者曰漏，此阳证也。

慎斋按：以上二条，序崩漏有阴阳、五色、五脏之见证也。

血崩心痛名杀血心痛

陈良甫曰：妇人血崩心痛，名曰杀血心痛，由心脾血虚也。若小产去血过多而心痛者，亦虚也。用乌贼骨炒末，醋汤下失笑散。

血崩心痛属血虚心无所养

薛立斋曰：血崩兼心痛者，心主血，去血过多，心无所养，以致作痛，十全汤倍参、术多服。如瘀血不行者，失笑散。阴血耗散者，乌贼丸收敛之。

慎斋按：以上二条，序血崩有兼心痛之证也。

治崩漏先调其气

许叔微曰：治下血不止，成五色崩漏，香附是妇人仙药，醋炒为末，久服为佳。又曰：女人以气血为主，不知因气不先理，然后血脉不顺，即生崩带诸证。抑气散、异香四神散，大有奥理。

慎斋按：香附味辛气温，能行十二经八脉，为血中耗气之药。妇人虚寒，气郁不舒，用之固宜。若阴虚血热，有口干燥渴、骨蒸、五心烦热等症，而必谓妇人之仙药以用之，未免抱薪救火矣。慎之。

崩与漏有分证治法

李太素曰：崩为急证，漏为缓病。崩必是大怒伤肝，冲动血海，或火盛之极，血热沸腾而然。漏则房劳过度，伤损冲任二脉，气虚不能约制经血，或其人平素多火，血不能安，故不时漏泄。崩宜理气、降火、升提；漏宜滋阴、养气、养血，或兼制火。

治血崩有初中末之三法

方约之曰：血属阴，静则循经荣内，动则错经妄行。故七情过极，则五志亢甚，经血暴下，久而不止，谓之崩中。治法，初用止血，以塞其流；中用清热凉血，以澄其源；末用补血，以复其旧。若止塞其流，不澄其源，则滔天之势不能遏。若止澄其源，而不复其旧，则孤阳之浮无以上，不可不审也。

慎斋按：治崩之法，有消逐污血；有寒凉降火；有收涩固脱；有大升大举；有扶脾健胃；有补气补血；有温暖下焦，种种不一。方氏三法，分初中末，有倒行逆施之弊。予谓中法当为初法，初法当为末法，末法当为中法，庶无差治也。

治崩漏宜调脾胃为主

薛立斋曰：人以脾胃为本，纳五谷，化精微。清者入荣，浊者入卫，阴阳得此，是谓橐龠。人得土以养百骸，失土则枯四肢。东垣以饮食自伤，医多妄下，清气下陷，浊气不降，乃生䐜胀。所以胃脘之阳，不能升举其气，陷入中焦，当用补中汤，使浊气得降，不治自安。若因饱食后致崩漏，是伤脾气，下陷于肾，与相火相合，湿热下迫所致。宜甘温之剂，调补脾胃，则血自归经。若误用寒凉，损伤胃气，则不能摄血归经。

东垣曰：凡下血证，须用四君子汤收功，厥有旨哉。此皆从脾胃本源病治，不可不知也。

慎斋按：以上四条，序治崩漏之大略也。

妇人血崩服四物汤问

王海藏曰：妇人月事不至，是为胞闭，为血不足，宜服四物汤；妇人崩者，是为血有余，亦服四物汤何也？曰：妇人月事不至者，内损其原，不能生血，故胞闭不通，是血不足，宜服四物汤，是益原和血之药也。崩中者，是血多也，暴损其原，是火逼妄行，涸竭为根，亦宜四物汤，乃润燥益原之药也。

崩漏属虚热用药之法

朱丹溪曰：崩漏有虚有热，虚则下溜，热则宣通，气虚血虚，皆以四物加参、芪。因劳力者加升麻，热加黄芩，寒加干姜。又曰：漏下乃热而虚，四物加黄连；崩过多者，先用五灵一服；紫色成块者，血热也，四物加柴胡、黄连，后用四物加黑姜；急则治标，用白芷汤下百草霜。

崩漏分诸证用药之法

薛立斋曰：经云：阴虚阳搏谓之崩。又云：阳络伤，血外溢；阴络伤，血内溢。又云：脾统血，肝藏血。其为患，因脾胃虚损，不能摄血归经。或因肝经有火，血得热而下行；或因肝经有风，血得风而妄行；或因怒动肝火，血热沸腾；或因脾经郁热，血不归经；或因悲哀太过，胞络伤而下崩。治疗之法，脾胃虚弱者，六君子加芎、归、柴胡；脾胃虚陷者，补中汤加白芍、山栀；肝经血热者，四物汤加柴胡、山栀、苍术；肝经风热者，加味逍遥散，或小柴胡加山栀、白芍、丹皮。若怒动肝火，亦用前药。脾经郁火者，归脾汤加山栀、柴胡、丹皮；悲伤胞络者，四君子加升、柴、山栀。故丹溪、东垣云：凡下血证，须四君子收功，斯言厥有旨也。若大去血后，毋以脉诊，急用独参汤。其发热潮热，咳嗽脉数，乃元气虚弱，假热之脉也，尤当用人参。此等证，无不由脾胃先损，故脉洪大。察其中有胃气，受补则可救。设用寒凉，复伤脾胃生气，反不能摄血归源，是速其危也。

血崩用药有三治

《医垒元戎》曰：女子经病血崩，久而成枯者，宜涩之、益之。血闭久而成竭者，宜益之、破之。破血有三治，始则四物入红花，调黄芪、肉桂；次则四物入红花，调鲮鲤甲、桃仁、桂、童便，和酒煎服；末则四物入红花，调易老没药散。

慎斋按：以上四条，序治血崩用药之大法也。

血热崩漏用荆芥四物汤论

武叔卿曰：血藏于肝，肝气不升，则热迫于下，故血不能藏而崩也。况厥阴之经环阴器，廷孔、前阴皆属之。荆芥升肝气，香附理肝气，条芩除内热，四物养血凉血，故能收功也。

血热崩漏用河间生地黄散论

武叔卿曰：河间生地黄散，治经漏不止，脉虚洪，经水紫黑。夫脉虚洪者，气不足也；紫黑者，热之甚也。黄芪所以补气，气盛则生火；天冬、地骨以清气中之火；熟地所以生血，血生而不凉。尤虑妄行，故以生地、黄连凉心；芍药、甘草缓肝益脾；柴胡升举；枸杞、地黄，又肝肾同归者也。

热崩用凉血地黄汤论

武叔卿曰：凉血地黄汤，治妇人血崩不止。肾水阴虚，镇守包络相火，血走而崩。夫阴者，从阳而亟起也。血属阴，阴不自升，故诸经之血，必随诸经之气而后升。若气有所陷，则热迫血而内崩矣。故用黄柏以清下焦胞络之火。心者，火之主也，故以生地、黄连，治火之原；知母、黄芩，滋水之母；归尾破瘀，红花生血，所谓去故生新也。川芎行血海之余，蔓荆凉诸经之血，升、柴、防、羌、藁本、细辛诸风药，皆所以升诸经之气也。诸经气行，则阴血不得不随之而起矣。故曰从阳亟起也。有是证者法之。

慎斋按：血崩不止，则去血过多矣。方中风药大半，不敌生地一味，独不虑风药燥血乎？虽云升举，而血之耗者已多，用方者酌之。

虚寒崩漏用丁香胶艾汤论

武叔卿曰：丁香胶艾汤，治妇人崩漏不止。盖心气不足，劳役及饮食不节，其脉两尺俱弦紧而洪，按之无力。其证自觉脐下如冰，求厚衣被以御寒，白带白滑之物虽多，间下如屋漏水下，时有鲜血不多。右尺脉时微洪，屋漏水暴下者，是弦急脉，为寒多。洪脉时见，乃热少。合而言之，急弦者，北方寒水多也；洪脉时出者，命门胞络之火也；黑物多，赤物少，合成屋漏水之状也。以四物汤加丁香、阿胶、生艾。

虚寒崩下用鹿茸丸论

武叔卿曰：鹿茸丸治经候过多，其色瘀黑，甚者崩下，吸吸少气，脐腹冷极，则汗如雨，两尺脉微小。由冲任虚衰，为风冷客胞中，气不能固，可灸关元百壮。夫丹溪以紫黑为热，此言瘀黑者，乃下焦气寒血凝而黑，各有治法。然女子气海在上，血海在下，故下焦温而后气升血行。如鹿茸以血成形，由气而长，血随气上而成角，故入血分以生升。又以附子、艾叶佐而温之，以赤石脂、禹余粮镇而固之，柏叶清之，归、地、续断补之，诚下元虚寒之全方也。不加人参，岂无意焉，而灸关元之意可想矣。

虚寒崩漏用伏龙肝散论

武叔卿曰：伏龙肝散，治劳伤冲任脉虚，非时崩下，或如豆汁，或成血片，或五色相杂，或赤白相兼，脐腹冷痛，经久未止，令人黄瘦，口干，饮食减少，四肢无力，虚烦惊悸。夫五色者，五脏之色。崩久则五脏气陷，血不能化，故五色见焉。盖血生于气，而化于中焦；气生于下元，而培于脾胃。如脐腹疼痛者，下元气寒也，以艾叶温之；黄瘦食减无力者，中焦之寒也，以干姜暖之。伏龙肝有火土相生之妙，君以川芎，有扶肝行浊之能；肉桂、甘草和荣卫而通调血脉；麦冬、熟地益金水而治虚烦口干；石脂、当归补血以固脱。通之、涩之、温之、濡之，诚治久脱脏寒之良方也。

劳伤崩漏用当归芍药汤论

武叔卿曰：当归芍药汤，治妇人经脉漏下不止，其色鲜红。先因劳役，脾胃虚弱，气短气逆，自汗不止，身热闷乱，恶见饮食，四肢倦怠，大便时溏。东垣制此方一服后，诸证悉去。大抵因劳役下血，若拘血热之说，用四物加黄芩，则不愈矣。盖血虚须兼补气，譬之血犹水也，气犹堤也，堤坚则水不横决，气固则血不妄行，自然之理也。黄芪最多，白术次之，四物兼生熟地，以陈皮、甘草、柴胡佐之。俗医不达此理，专用凉药，不知凉药伤胃，服久则正气愈弱，血安得固？故特表而出之。

气陷崩漏用益胃升阳汤论

武叔卿曰：东垣云：血脱益气，古法也。先补胃气，以助生长，故曰阳生阴长。诸甘药为之先务，举世皆以为补气，殊不知甘能生血，此阳生阴长之理也，故先理胃气。人之一身，内谷为宝，补中益气方加神曲、黄芩，名益胃升阳汤，以起妇人崩血之属气下陷者。

火郁崩漏用升阳除湿汤论

武叔卿曰：升阳除湿汤，治女子漏下恶血，或暴崩不止。夫土陷则湿，故急惰嗜卧；木郁则热，故气上冲。缓为湿之征，弦为木之象，郁而不伸则热，此心火乘脾也。脉之洪大者，火在下也。胞络为相火，寄于命门，为多血之经。病从火，心火以藏德为神，相火听命于心。三焦主气，胞络主血，故血分之火专主胞络，气分之火专主三焦。郁则火不得遂炎上之性，迫于血分，故阴络伤也。方以苍术、升麻发太阳、阳明之湿；柴胡、防风达厥阴、少阳之木；羌活、藁本以升举少阴、太阳下部之郁。所谓下者举之也。但升散之物，过则耗气而伤金，故又以黄芪保肺，当归引血，使各有所归。甘草和气，蔓荆凉血。此四种者，又制亢害之法也。

气虚崩漏用断下汤论

武叔卿曰：断下汤治冲任气虚，崩中漏下，脐腹痛，渐减饮食，四肢无力，此胶艾四物之变例也。彼有芍药，此有人参、干姜、艾。大概血虚而不敛者，宜芍药酸寒以收之。气脱而不温者，宜参、姜、乌贼之类，温补而涩之。阿胶者，益金水，以成收藏之用也。阳虚则寒，阴虚则热，故以此主之。而腹痛一证，人皆以为瘀血者多，此以为漏不止者，服熟附丸。正元礼所谓崩而腹痛者，崩止而痛除也。

血瘀崩漏用五灵脂

武叔卿曰：五灵脂散，治血崩不止，不拘多少，炒令烟尽，研末，加当归酒，或童便调下三钱；一名抽刀散，治产后恶血，心腹痛不可忍，其效如神，真救急之良方也。人家不可不备。并治蛇、蝎、蜈蚣咬，涂伤处立愈。

崩漏丸论

《济阴纲目》曰：气血，人身之阴阳也。阳主升，阴主降。阳根乎阴，阴根乎阳。一动一静，互为其根，则一升一降，循经而行，无崩漏之患。若阳有余，则升者胜，血从上窍而出；阳不足，则降者胜，血从下窍而出。是丸也，肉桂、人参、芪、术、甘草，壮阳益气之品也；二活、柴、防、藁、细、川芎，升阳举经之品也；归、地、白芍、桃仁、红花，滋阴入血之品也。壮阳则气不虚，举经则血不陷，滋阴则血不燥。如是则血为气之守，气为血之卫，血荣于中，气卫于外，升降上下，一循乎经，胡自而崩哉？

崩漏用灰药主治

《医学纲目》曰：气陷者，用升气药灰止之，如夏枯草、荆芥之类；血热者，凉血药灰止之，如槐花、黄芩之类；气滞者，用行气药灰止之，如醋炒黑香附之类；血污者，炒熟失笑散之类；血寒者，用热药灰，如桂心、干姜之类；血脱者，用涩药，如白矾、百草霜、棕灰之类。

慎斋按：以上十三条，序治崩漏用药之方论也。《济阴纲目》载方立论，不止于此，数方详说，简要切用，故采录之。

崩漏之脉

《脉诀举要》曰：崩漏下血，脉迟小虚滑者生，疾急大实紧数者死。尺寸虚者漏血，脉浮者死不治。

经论带下属任脉为病

《素问》曰：任脉为病，男子内结七疝，女子带下瘕聚。

王注曰：任脉起于胞中，上过带脉，贯于脐上，起于季胁章门，似束带状，故曰带下。

经论带下属小肠冤结

《素问》曰：脾传之肾，名曰疝瘕。小肠冤结而痛，出白，名曰白蛊，出白溲。又曰：少腹冤热，出白液。

经论带下属思想无穷所致

《素问》曰：思想无穷，所愿不得，意淫于外，入房太甚，发为白淫。

王注曰：白淫者，白物淫衍如精状。男子因溲而下，女子阴中绵绵下也。

慎斋按：以上经论三条，序带下为任脉、小肠经之病。而其因，或得之思想、入房所致也。经言白蛊、白液、白淫，即是男子白浊之属；妇人带下，亦属白物；王太仆以为阴中绵绵下，即是白带之物也。若思想无穷，入房太甚，乃梦遗证也，与带下证有别。因前贤论带下，必引经文数条为证，故载之。

考妇人带下属任脉之病

刘河间曰：带下者，任脉之病也。经云：任脉者，起于中极之下，以上毛际，循腹里，上关元，至喉咽，上颐循面。任脉自胞上过带脉，贯脐上，其病所发，正在过带脉之分，淋沥，故曰带。

慎斋按：以上一条，序带病本于任脉之考也。

带下属于风冷入胞

《圣惠方》曰：妇人带下者，由劳神过度，损动经血，致令身虚，受于风冷，风冷入于胞络，搏其血之所成也。

带下属风邪乘虚入于胞中

巢元方曰：任脉为经之海，任之为病，女子则为带下。手太阳为小肠经，手少阴为心经。心为脏主里，小肠为腑主表。二经之血，在妇人上为乳汁，下为月水，冲任所统也。冲任脉起于胞内，阴阳过度，则伤胞络。故风邪乘虚，入于胞中，损冲任之经，伤太阳、少阳之血，致令胞络之间，秽与血相兼带而下，冷则白，热则赤。

带下属风冷伤于胞络

严用和曰：妇人赤白带下，此由劳伤冲任，风冷据于胞络。妇人平居，血欲常多，气欲常少，而疾不生。或气倍于血，气倍生寒，血不化赤，遂成白带。若气平血少，血少生热，血不化红，遂成赤带。寒热交并，赤白俱下，其脉右尺浮，浮为阳，阳绝者无子。若足冷带下，轻则漏下，甚则崩中，皆心不荣血，肝不藏血所致。

带下出于风冷停宿

杨仁斋曰：带之为患，由于风冷停宿，官桂、干姜、细辛、白芷先与，散其寒邪；然后为封固，用二术、人参以补气。

带下属下元虚冷

戴复庵曰：赤白带下，皆因七情内伤，或下元虚冷，感非一端。大率下白带多，间有下赤带者，并宜顺气散，吞镇灵丹，佐艾附丸；带下不止，成尪羸者，四物加牡蛎，下固肠丸。

带下属虚寒精气蕴积而成

李氏曰：带下有虚寒，带腥臭者，因小水淋沥不已，或崩中暴下，或产后去血过多，以致阴亏阳竭，荣气不升，经脉凝泣，卫气下陷，精气累滞下焦，蕴积而成。白滑如涕，下流腥臭者，黄芪建中汤去桂，加当归。

慎斋按：以上六条，序妇人带下属风冷寒邪为病也。妇人带下，不止风冷邪干。自《圣惠方》以风冷入胞络立论，巢氏以下诸家，遂无异议。岂知病邪之感不一，故以张子和湿热之论序后，当令湿热诸论参治，庶无偏失也。

室女带下有三病所致

《产宝百问》曰：未嫁女子有三病，何也？曰：女子一病经水初下，阴中必热，或当风卧，或乘凉饮冷；二病太冲脉盛则内热，以冷水浇洗之；三病或见丹下惊怖，或因郁怒悲哀之气击搏。三者一有所犯，后必有带下之疾。

妇人带下分三证所感俱属风冷客邪

楼全善曰：未嫁之女，月经初下，止而即浴以冷水，或热而当风，此室女病带下之由也。有家之妇，阴阳过多，即伤胞络，风邪乘虚而入，胞络触冷，遂成秽液，与血水相混而下也。产后带下，由亡血过多则气脱，伤动胞络，玉门未闭，外风袭体虚，风冷乘之，冷与热搏，则成液而下。

慎斋按：以上二条，序室女与妇人带下之病，所感有三证之分，不外风冷客邪之伤也。

带下属湿热冤郁不可主风冷论

张子和曰：妇人带下，《圣惠方》与巢氏二家之说皆非也。

夫治病，当先识经络。人身大经有十二，奇经有八脉。十二经与八脉，通身往来，经络共二十道，上下流走环周，昼夜不息。然此十二经上下周流者，止十九道耳。惟带脉起少腹季胁之端，乃章门穴也。环周一身，络腰而过，如束带之于身。《难经》云：带之为病，溶溶如坐水中。冲任者，是经脉之海也，循腹胁，夹脐旁，传流于气冲，属于带脉，络于督脉。督脉者，起于关元穴。任脉者，女子养胎孕之所。督脉乃是督领妇人经脉之海也。冲任督三脉，同起而异行，一源而三歧，皆络于带脉。冲任督三脉，皆统于篡户，循阴器，行廷孔、溺孔上端。冲任督三脉，以带脉束之。因余经上下往来，遗热于带脉之间，客热抑郁，热者血也，血积多日不流，从金之化而为白，乘少腹冤热，白物满溢，随溲而下，绵绵不绝，是为白带。多不痛，或有痛者，因壅碍而成也。经曰：少腹冤热，溲出白液，冤者屈滞也，病非本经，为他经冤郁而成此疾。皆从湿热治之。遗热于小肠，从金化而为白，与治痢同法。赤白痢，乃邪热传于大肠；赤白带，邪热传于小肠。故治二证，不可骤用峻热药燥之，燥之则内水涸，内水涸则必烦渴，烦渴则小便不利，则足肿面浮，渐至不起。治法：先以导水、禹功泻之，次以淡剂降心火，益肾水，下小溲，利水道，则愈矣。

带下属任脉湿热郁结不可用辛热治

刘河间曰：带下，由下部任脉湿热甚，津液溢而为带下也。如以火炼金，热极反兼水化。如六月热极，则物反出液而湿润，林木流津。故肝热甚则出泣，心热则出汗，脾热则出涎，肺热则出涕，肾热则出唾。犹煎汤热甚则沸溢，及热气熏蒸于物而生津也。俗医治白带用辛热药，病微者或令郁结开通，流湿润燥，重者反加病剧。莫若以辛苦寒药，按法治之，使微甚者得郁结开通，湿去燥除而愈也。

带下属任脉经虚湿热冤结

张洁古曰：带下证，皆任脉经虚也。赤者热入小肠，白者热入大肠，原其本，皆湿热结于任脉，故津液涌溢，为赤白带下。本不病结，缘任经脉虚，结热滞于带脉，故脐下痛，阴中绵绵而下，此湿热冤结不散为病也。先以十枣汤下之，后服苦楝丸、大延胡索散，热去湿除，病自愈矣。

带下属浊水热乘太阳经

张戴人曰：有病白带如水，窃漏中绵绵不绝，臭秽不可近，诸医皆云积冷，以阳起石、硫黄、姜、附燥补之，污水转多。此带本浊水，热乘太阳经，寒水不禁故也。经云：少腹冤热，溲出白液。带病溶溶然若在水中，故治带必从湿热，治宜逐水利小便。夫水自高而趋下，宜先绝其上源，乃涌痰二三升，次用寒凉之剂。

带下属中焦湿热浊气渗入膀胱

罗周彦曰：带下者，荣卫滞气所成也。皆因喜怒忧思，产育房劳，伤其荣卫；或素有湿热，使浊气渗入膀胱。故秽白之物，如涕而下流不止，面色无光，腰腿酸疼，精神短少。世徒知中焦之虚寒，不知中焦之湿热，反用燥热温补之剂，偏助心火，心火既盛，阴血渐烁。譬如猪膏，烹之则熔，冷则凝。中焦湿热，淫气不清，则为白带。所以火升水降，则上热下寒，下焦虚冷，凝结浊物。若热气熏蒸，则为腥腐之气，安得独言虚寒乎？法当清上实下，清浊自分；理脾养血，湿热自解也。

带下属湿热郁下焦带脉

汪石山曰：带证色有赤白之分，病有气血之异，与痢相似，尽由中气亏败，运动失常，致湿热郁结于下焦带脉之分，渗流而下，故名带下。治先清湿为主，必须却厚味，以防湿热之气。故丹溪论赤白带下，由七情内伤，使下元虚惫，致湿热痰积，乘虚下流；叔和谓崩中日久为白带。崩中日久者，下元虚惫之意。治法：罗太无谓十枣汤、神佑丸、玉烛散皆可用。但虚弱者，不可峻攻，丹溪用升提法，真妙谛也。

慎斋按：以上六条，序带下之属湿热为病也。带下自《圣惠》、元方以下，主于风冷之邪，子和非之，断为湿热冤郁，不可作风冷治。故河间、洁古，均从湿热立论。但湿热有主于任脉经虚者，有主于热乘太阳者，有主于中焦浊气者，有主于下焦郁滞者。无非明湿热下乘，有各经不同。总不若子和据经考证带脉受病原委，为详悉也。

带下属瘀血在少腹

张仲景曰：问妇人年五十，病下利，数十日不止，暮即发热，少腹里急，腹满，手掌烦热，唇口干燥，何也？师曰：此病属带下。何以故？曾经半产，瘀血在少腹不去。何以知之？其证唇口干燥，故知之。当以温经主之。

带下属肠中有脓血败浊

王叔和曰：妇人带下，肠中有脓，为荣卫相干，血为败浊，有可下、不可下之异。

《准绳》按：带下，有败脓淋沥不已，腥秽之甚，遂至脐腹冷痛，此盖败脓所致。用白芷一两，单叶红蜀葵根二两，白芍药、白矾各五钱，为末，蜡丸米饮，候脓尽，以补药佐之。

带下属胃中湿痰渗入膀胱

朱丹溪曰：赤属血，白属气、属痰，俱是胃中痰积流下，渗入膀胱，宜用升举，无人知此。肥人多属湿痰，瘦人带病少，如有，属热痰，用半夏、南星、苍术、海石、炒黄柏、青黛、川芎、椿树皮之属。

《济阴纲目》按：立斋云：不可拘肥人多痰，瘦人多火，轻用燥湿泻火之法。夫肥痰瘦火之说，为丹溪认病总诀，何尝教人泥定一方。虽不可轻治，而火湿终莫能逃。若以稳当之言，犹不可轻治，则洁古之十枣，子和之吐下，太无之神佑、玉烛，与小胃丹之类，可轻用欤？

慎斋按：以上三条，序带下之属瘀血、败脓、湿痰为病也。带下有风冷、有湿热，是外感有余之病。有瘀血、有败脓、有湿痰，是内伤有余之病。病机不一，不可不审。

带下属血海枯津液内竭

李东垣曰：有病白带，常下漏，久服诸药不止。诊得心包尺脉微，下流不止。叔和曰：崩中日久为白带，漏下时多骨水枯。崩中者，始病血崩，久则血少，复亡其阳，故白滑之物，下流不止。是本经血海将枯，津液复亡，枯干不能滋养筋骨。以本部行经药为引使；以大辛甘油腻之药，润其枯燥，滋养精液；以大辛热气味之药，补其阳道，生其血脉；以苦寒之药，泻肺而救上热。气伤者，以人参补之，以苦温之药为佐，名补经固真汤。

带下属脾虚气陷

缪仲淳曰：妇人多忧思郁怒，损伤心脾，肺火时发，血走不归经，此多患赤白带也。白带多是脾虚，肝气郁则脾受伤，脾伤则湿土之气下陷，是脾精不守，不能输为荣血，而下白滑之物，皆由肝木郁于地中使然。法当开提肝气，补助脾元。盖以白带多属气虚，故健脾补气要法也。若有带下如米泔水，腥秽臭者，湿热胜也。亦有脾胃气虚，不能约制其水，而湿痰下坠者，宜二术、茯苓、芩、柏、车前主之，佐以升提。若带下如鸡子清者，脾肾虚极也，面色必不华，足胫必浮，腰腿必酸，宜五味子、八味丸，间用开脾养心之剂，如归脾汤之类。阴虚有火，宜六味丸，如菟丝、五味、车前、黄柏。叔和云：崩中日久为白带，漏下时多骨水枯。言崩久气血虚耗，白滑之物下不止耳。此证虽有气血寒热之分，总属气虚下陷。

带下属于下焦肾气虚损

赵养葵曰：女人带下之疾，带者，奇经八脉之一也，腰脐间围身一周，如束带焉。八脉俱属肾经，人身带脉，统摄一身无形之水。下焦肾气损虚，带脉漏下，白为气虚，赤为有火，治法俱以补肾为主。白者多，赤者少，有脾虚者，六君子加升麻；有气虚者，补中汤；肝虚者，逍遥散兼六味丸。

赤带属心肝二火阴血渐虚

缪仲淳曰：赤带多因心肝二火，时炽不已，久而阴血渐虚，中气渐损，遂下赤带，治宜养心为主，兼和肝缓中，凉血清气。赤带久不止则血虚，宜胶艾四物汤，加煅牡蛎粉、枣仁、麦冬。

慎斋按：以上四条，序带下属于血枯、脾虚、肾虚为病也。带证自外邪、风冷、湿热、内伤、瘀血、湿痰，皆有余之病。若东垣以血海将枯，津液复亡，是原其病在血虚也。仲淳以脾精不守，元气下陷，是原其病在气虚也。养葵更推原带脉为病，下焦肾气虚损所致，尤为探本之要。此吴梅坡以十六味保元汤、六龙固本丸，治妇人带下证，盖有自来矣。

治带下同治湿之法

张子和曰：赤白痢者，是邪热传于大肠，下广肠，出赤白也。带下者，传于小肠，入脬经，下赤白也。据此二证，皆可同治湿之法治之。

治带下有先攻后补之法

楼全善曰：洁古治带下，少腹冤结而痛者，先以十枣汤下之，次服苦楝丸、大延胡散，是先攻后补法也。丹溪治结痰白带，先于半饥时，津下小胃丹十余粒，至郁积行，用白术、四物诸药补之，亦先攻后补法也。

治带下用药之法

朱丹溪曰：赤白带，罗先生法，或十枣汤、神佑丸，或玉烛散，皆可用。但虚者不可峻攻，实者可行也。血虚加减四物；气虚以参、术、陈皮间用之。赤属血，白属气。主治以燥湿为先，甚者固肠丸。若有相火动者，诸药中加炒黄柏；滑脱加龙骨、赤石脂。妇人带下，与男子梦遗同治之。

治带下分寒热用药之法

方约之曰：带脉总束诸脉，使不妄行，如人束带而前垂也。妇人多郁怒伤肝，肝属木，脾属土。肝邪乘脾，则土受伤而有湿，湿生热，热则流通，故滑浊之物渗入膀胱，从小便而出。古人作湿寒，用辛温药则非矣。丹溪作湿热，用苦寒药为是。不知用苦寒正治也，用辛温从治也。如湿热怫郁于内，腹痛带下，非辛温从治，能开散之乎？若少腹不痛，止下赤白带者，虽有湿热，而气不郁结，用苦寒治之为当也。

治带下分诸因有虚实之法

刘宗厚曰：带证多本阴虚阳竭，荣气不升，经脉凝泣，卫气下陷，精气累滞下焦奇经之分，蕴积而成。其病或醉饱房劳，服燥剂所致。亦有湿痰流注下焦，或肾肝阴淫之湿胜，或因惊恐而木乘土位，浊液下流，或思想无穷而为筋痿，或余经湿热屈滞少腹而下。是皆气血虚损，荣卫之精气累滞而成也。前人立论，已尽病机。治无定法，如戴人以带下得两手俱滑大有力，上用宣去痰饮，下以导水丸泄热祛湿，继以淡剂渗之，此泻实法也。若诸脉微细，或沉紧而涩，按之空虚；或洪大而涩，按之无力。正元气不足，阴虚中寒。东垣有补阳调经之剂。丹溪治湿痰下注，用海石、南星、半夏之类，并加升提之法；或发中兼补，补中兼利，燥中兼升发，润中益气兼收涩。其例不一，正以病机有轻重浅深之异耳。

治带下属卫胃俱虚以固卫厚脾为主

杨仁斋曰：下崩出血不止，谓之崩中；秽液常流，谓之带下。崩中失血，多因冲任虚损，荣卫受伤得之；冷带杂下，多因下焦不固，内挟风冷得之。是固然矣。然崩中者，投以芎、归、香附诸黑药之属，则血暂止而终不止。带下者，投以熟艾、禹粮、桑螵、牡蛎之类，则带暂歇而终不歇，何哉？经曰：卫者，所以温分肉，充皮肤，肥腠理，司开阖。卫气若虚，则分肉不温，皮肤不充，腠理不肥，而开阖失其司矣。况胃为血海，水液会焉。胃者，中央之土，又主肌肉而约血水。卫气与胃气俱虚，则肌弱而肤空，血与水不能约制，是以休作无时，不暂停也。然则封之止之，可不加意于固卫厚脾之剂乎？此桂枝附子汤，以之固卫；人参、白术、茯苓、草果、丁香、木香，以之厚脾。二者俱不可缺，使气血自循故道，不专收涩以劫夺之也。

治带下不可作湿痰治以补养固本为主

吴梅坡曰：妇女下赤白而不甚稠者，曰白淫，与男子白浊同系于相火，如龙雷之扰而不澄清也。属足少阴、足太阴，治当清补为主。如有滑白稠黏者，谓之带下，属心包手厥阴、少阳。即如男子自遗之精，甚如砂石之淋，原乎心包，系乎脊，络于带脉，通于任脉，下抵涌泉，上至泥丸，治宜血肉之剂以培之。此穷源探本之论。时人皆泥于常套，作流痰治，以牡蛎、龙骨、地榆、胶、艾之类涩之，和以四物，加以升提。殊不知根本损伤，以致腐败而来，彼寒滞不清之物，则益加其滞。升提不正之气，则愈增其郁。惟以六龙固本丸、十六味保元汤主之。证属于虚，宜当补养。其他书以痰以湿，俗谓内脏冷。又云白属气，赤属血，皆泛而不切之言也。明于斯道者，必有神悟焉。十六味保元汤，治赤白带下。骨碎补、贯众（去毛）三钱；杜仲、小茴香（盐酒炒）一钱五分；人参二钱，黄芪一钱，巴戟二钱，当归一钱，石斛七分，升麻七分，山药一钱，生草六分，独活一钱，茯苓七分，莲须一钱，黄柏八分，圆肉三枚。六龙固本丸，山药四两，巴戟肉四两，小茱萸四两，川楝子二两，小茴香一两，补骨脂二两，青盐三钱，汤拌；人参二两，莲肉二两，黄芪二两，川芎一两，木瓜一两。

治带下以壮脾胃升阳气为主

薛立斋曰：徐用诚云：带下白属气，赤属血。东垣云：血崩久则亡阳，故白滑之物下流，未必全拘于带脉。窃谓前证，或因六淫七情，或因醉饱房劳，或因膏粱厚味，或燥剂所致，脾胃亏损，阳气下陷，或湿痰下注，蕴积而成，故言带也。凡此皆当壮脾胃升阳为主，佐以各经见证之药。色青属肝，小柴胡加山栀、防风；湿热壅滞，小便赤涩，龙胆泻肝汤；肝血不足，或燥热风热，六味丸。色赤属心，小柴胡加黄连、山栀、当归；思虑过伤，妙香散。色白属肺，补中汤加山栀。色黄属脾，六君子加山栀、柴胡；不应，用归脾汤。色黑属肾，六味丸；气血俱虚，八珍汤；阳气下陷，补中汤；湿痰下注，补中加茯苓、半夏、苍术、黄柏；气虚痰饮下注，四七汤送六味丸。不可拘肥人多痰，瘦人多火，而以燥湿泻火之药轻治之也。

慎斋按：以上七条，序治带下之大法也。带下有寒冷、湿热、虚实之不同，故诸家治法，有攻下、温补之不一。如子和、太无、洁古，用攻下之法也；丹溪、约之、宗厚，用攻补兼施之法也；至杨仁斋、薛立斋，以厚脾壮胃立论，与东垣、仲淳之旨，为共贯矣。吴梅坡以补肾固本为治，与养葵之旨，有先得矣。此皆探本穷源之学，与张、刘之燥湿清热，丹溪之消痰升涩，又有标本内外之殊。读者当会通之。

带下伤五脏有五色之分

《妇人良方》曰：妇人带下，其名有五，因经行产后，风邪入胞门，传于脏腑而致之。若伤足厥阴肝经，色如青泥；伤手少阴心经，色如红津；伤手太阴肺经，形如白涕；伤足厥阴脾经，黄如烂瓜；伤足少阴肾经，黑如衃血。人有带脉，横于腰间，如束带之状，病生于此，故名为带。

卷八 杂证门

热入血室证

妇人热入血室如疟状

《金匮要略》曰：妇人中风七八日，续来寒热，发作有时，经水适断，此为热入血室。其血必结，故使如疟状，发作有时，小柴胡汤主之。

徐注曰：妇人热入血室有四。热入血室必谵语，此则不谵语，但如疟状。谓伤寒男女皆有之，而妇人有独异，故首曰妇人中风，即伤寒中所主桂枝汤之风证也。七八日，则表邪已解，复有寒热，故曰续来。然不长热，故曰有时。问其经水，则已来而适断，明是余热未尽，乘虚入之，则余血必结，故寒热有时。然非太阳传入少阳，此因结血之热致有此病，故曰使如疟状。虽非传入少阳，而药仍用小柴胡者，盖血室之气，肝主之，肝与胆为表里，胆因肝受邪而病如疟，非他药所宜，故主和表里，谓上焦之气和，而骤结之血将自行也。若峻攻之如抵当汤证，则犯少阳之禁矣。

慎斋按：以上一条，是言经行未尽而适断。虽有结血，未为全实，小柴胡加当归、丹皮、生地以凉之。

妇人热入血室治无犯胃气

《金匮要略》曰：妇人伤寒发热，经水适来，昼日明了，暮则谵语，如见鬼状，此为热入血室，治之无犯胃气及上二焦，必自愈也。

徐注曰：此言热入血室，不必血结，初即搏邪为患，曰伤寒，即所谓无汗恶寒也。曰发热，病之初也。曰经水适来，是经水初行时也。邪盛则经气亦盛，适相值，寒邪必伤营，故汗与血搏。血属阴主夜，故昼则热，虽发而明了，暮则入阴分，邪挟阴气而为谵语。如见鬼状者，谵之甚也。此为热入血室者，言血室虽在内，表邪实未尝犯胃及上二焦，故治法亦惟和表邪，略兼清血室之热足矣。误以为客邪入内攻之，则所伤实多，故曰无犯胃气及上二焦，必自愈也。

慎斋按：此条是言经行不断，则热不留结，勿谓谵语，误用硝黄，犯其胃气。刺动荣血，犯其中焦；柴胡和解，犯其上焦；但不妄犯，热随血散，自愈也。

妇人热入血室当刺期门

《金匮要略》曰：妇人中风，发热恶寒，经水适来，得七八日，热除、脉迟、身凉，胸胁满，如结胸状，谵语者，此为热入血室也。当刺期门，随其实而取之。

徐注曰：此言经与病值，不即为患，病解后，反搏邪在胸胁作楚，谓中风病。虽稍异于前之伤寒，然发热恶寒，经水适来，与前之邪盛经亦盛无二。后七八日热除、脉迟、身凉，是经在病中行而不碍也。却七八日后，反胸胁满，如结胸状，谵语，是入血室之热，不窜于经而结于肝之府。故脉所过处为满，甚则如结胸状，阴火盛则谵语也。然胸胁虽满，非少阳表邪；虽如结胸，非太阳表邪入里；虽谵语，非胃实。故曰此热入血室，亦见不可误攻胃及上二焦，当刺期门。期门，肝之分也。此肝实病，泻其实而取之。

慎斋按：此条言适来即断，血结在里为实证，故刺期门以泻之。不善刺者，小柴胡去人参，加桃仁、丹皮、归尾、山甲以行之。

热入血室谵语头汗出当刺期门

《金匮要略》曰：阳明病，下血谵语者，此为热入血室，但头汗出，当刺期门，随其实而泻之，濈然汗出者愈。

徐注曰：此言阳明病亦有热入血室，但下血、头汗出不同耳。阳明病，即头痛、鼻干、不眠是也。假如转入阳明之腑，必有汗、谵语等，为可下证。何缘下血、谵语，故知为热入血室。然阳明宣通身有汗，此血中有热而血耗，耗则下虚而厥，身为燥阴所闭，故无汗。惟头则阴不能入，而阳仍通，故汗。此病亦由肝实，不当责阳明，故亦刺期门，而曰随其实而泻之。濈者，通身微微似汗也。汗则肝不强而阴阳平，故愈。

妇人热入血室治宜化痰除热

《金匮要略》曰：妇人中风，发热恶寒，经水适来，昼则明了，暮则谵语，如见鬼状，发作有时，此名热入血室。医者不晓，以刚剂与之，遂致胸膈不利，涎潮上脘，昏冒不知，当先化其痰，后除其热。

慎斋按：以上五条，序《金匮》论妇人伤寒有热入血室之一证也。第一条详热入血室证候，下四条言治法也。

慎斋按：妇人热入血室，因经水适来，寒邪乘虚袭入，热血必结，故有谵语见鬼之证。仲景第一条用小柴胡汤，以寒热如疟状，故用之也。以下四条，但云刺期门，随实泻之、化痰、除热三法，原以血结于中而用泻法也。可笑庸工不解仲景全文，一遇热入血室证，即以小柴胡汤一方为主剂，不大谬耶？故凡遇热入血室，当导血下行以清热，不可误执小柴胡方为戾也。

妇人热入血室解

成无己曰：室者，屋室也，谓可停止处。人之血室，荣血停止之所，为经脉留会之处，即冲脉也。冲脉者，奇经八脉之一，起于肾，下络气街，并足阳明，挟脐上行，至胸中而散。太仆曰：冲为血海，言诸经之血，朝会于此。男子运而行之，女子上为乳汁，下为月水。经言任脉通，太冲脉盛，月事以时下是也。伤寒之邪，妇人则随经而入，男子由阳明而传。以冲脉与少阴之络起于肾，女子感邪，太阳随经，便入冲之经，并足阳明；男子阳明内热，方得入冲脉，得热血必妄行。在男子则下血谵语，在妇人则月水适来。阳明病，下血谵语，此为热入血室。盖言男子，不止谓妇人也。妇人伤寒，经水适来适断，经气既虚，宫室不闭，邪得乘虚而入，有治而愈，有不治而愈。如妇人发热恶寒，经水适来，得之七八日，热除脉迟、身凉，胸胁下如结胸状，谵语，此为热入血室，当刺期门，随其实而泻之。又妇人中风七八日，续得寒热，发作有时，经水适断，此为热入血室，其血必结，故为疟状，发作有时，小柴胡汤主之，二者须治而愈。妇人伤寒发热，经水适来，昼则明了，夜则谵语，如见鬼状，此为热入血室，无犯胃气及上中二焦，必自愈，是不须治而愈。夫谵语为病邪之甚，何反不须治而愈？盖结胸谵语，是邪气留结胸胁而不去，必刺期门，随其实而泻之。寒热如疟，发作有时，是血结不行，须小柴胡散之。二者既有留邪，必散之可愈。若发热，经水适来，昼日明了，暮则谵语，此经水适来，以里无留邪，但不妄犯，热随血散必自愈。经云：血自下，下者愈。故无犯胃气及上二焦，必自愈。所谓妄犯者，谓恐以谵语为阳明内实攻之，犯其胃气也。此无胸胁之邪，刺期门，恐犯中焦也。此无血结，与小柴胡，恐犯上焦也。盖小柴胡解散，则动卫气，卫出上焦，动卫气是犯上焦矣。刺期门则动荣气，荣出中焦，动荣气，是犯中焦矣。《脉经》曰：无犯胃气及上中二焦，岂谓药而不谓针耶？

热入血室成结胸证论

许叔微曰：或问热入血室，何为而成结胸？曰：邪传入经络，与正气相搏，上下流通，遇经水适来适断，邪气乘虚入于血室，血为邪所迫，上入肝经，肝受邪则谵语见鬼，复入膻中，则血结于胸矣。何以言之？妇人平居，水养木，方未受孕，则为月水，既孕则蓄以养胎，已产上壅为乳，皆血也。今邪逐血并，归于肝经，聚于膻中，结于乳下，故手触之则痛，非药可及，当刺期门也。

热入血室属肝脏邪客

武叔卿曰：小柴胡汤，治太阳传经病。盖脏血适来，则血室虚，邪气乘虚入，而为越经证。然血室与胃腑，有气血之分，故谵语有昼夜之别。曰如见鬼神者，以肝脏邪客而魂不安，本神自病也。用小柴胡解表里之邪，用地黄凉血中之热。设有不愈，又有刺期门法。其加桃仁、红花，与承气、抵当等汤者，各因其微甚而泻之也。

产后热入血室治法

杨仁斋曰：凡大小产，热入血室，小柴胡汤力所不及者，于内加五灵脂，乃以黄连、赤茯苓佐之。盖心主血，黄连、茯苓皆清心凉血之剂，所以收功也。若疏利血毒，则《活人书》桃仁承气有余勇矣。

热入血室男子亦有

张路玉曰：冲为血海，即是血室。冲脉得热，则逼血下行，男子亦有是证，不独妇人也。

慎斋按：以上五条，序妇人伤寒，有热入血室之证也。血室即血海，冲任之脉所系，为藏精受胎之所。因妇人血海有余，遇经行之期而犯伤寒之邪，则热邪乘血室之虚，袭入而与血相搏。夫肝藏魂，血室虚，则肝无所依。肝受热邪，则为谵语，为见鬼，肝之魂不能安也。故治法惟有清热行血，甚则桃仁承气，微则生地、丹皮、桃仁、红花、赤芍、五灵脂、甘草、木通、丹参，可以通治之，不可拘执小柴胡汤，为治伤寒热入血室之定例也。夫小柴胡方为伤寒传少阳，和解表里之药，必欲用之于热入血室之证。岂知柴胡发表，黄芩退热，半夏行痰，为血家所忌。人参补气助邪，非血热所宜。今人一遇热入血室之证，便用小柴胡汤定法，曰我遵仲景书也。岂知仲景第一条云：妇人中风，寒热发作有时，如疟状。明属少阳经证，故曰小柴胡汤主之，则小柴胡汤原为少阳经设也。至后四条，但云必自愈，云当刺期门，又云随其实而泻之。实者，热血结于胸也。泻之者，泻其实邪也。并无小柴胡汤主之一语，则知小柴胡汤只因妇人伤寒，有续寒热如疟状之证，故以之治少阳如疟之病，而本非治热入血室之证也。今人不玩仲景前后原文，漫谓妇人热入血室，动辄用小柴胡主之，岂不大可嗤耶？故凡妇人病热入血室，有续得寒热，发作有时如疟状者，小柴胡汤可用也。亦必加桃仁、丹皮、五灵脂，以行其血。如热入血室，而无有寒热如疟之证，则小柴胡汤断不可用也。举世懵懵，特表而出之。

血分水分证

妇人血分水分证

《金匮要略》曰：问病有血分、水分，何也？师曰：经水前断，后病水，名曰血分，此病为难治。先病水，后断经水，名曰水分，此病易治。何以故？去水其经自下也。

妇人血分属寒湿伤其冲任

《圣济总录》曰：血分者，经水通之际，因寒湿伤其冲任，气壅不行，播在皮肤，邪气相搏，经血分而为水，发为胕肿，故曰血分。《脉经》曰：经水前断，后病水者，名曰血分，久不治，积成水肿，即难治。

妇人水分属水气上溢皮肤

《圣济总录》曰：水分者，以水气上溢皮肤，散于四肢，发为胕肿。盖肾者，胃之关，关门不利，故聚水而从其类也。此病与血分相似，治药有先后耳。

妇人血分水分属脾肺虚冷

汪石山曰：凡经先断而后病水，少阴脉沉而滑，沉则在里，滑则为实，沉滑相搏，血结胞门，为血分，难治。若先病水而后病经断，少阳脉牢，少阴脉细，男子小便不利，妇人经水不通，经通则为血，不利则为水，名水分，易治。此因脾肺虚冷，不能通调水道，下输膀胱，渗泄之令不行，生化之气不运。东垣云：水饮留积，若土在雨中则为泥，得和气暖日，水湿去而万物自生长，用加减肾气丸、归脾汤、六君子加木香、炮姜、肉桂。

妇人血分水分所化有别

陈良甫曰：妇人经水不通，则水化为血，血不通则复化为水。故先因经水断绝，后四肢浮肿，小便不通，名曰血分，是血化为水也，宜椒仁丸。若先因小便不通，后身面浮肿，致经水不通，名曰水分，是水化为血也，宜葶苈丸。经脉不通而化为水，流走四肢悉肿满，亦名血分，其证与水证相类，实非水也，用人参丸。

张嶟璜按：先浮肿而后经水不通，明系土虚不能制水，经虚则血不能生，故经止。若水化为血等语，真堪捧腹。

妇人血分辨证用药法

李氏曰：经水断而后肿，名曰血分，乃瘀血化水，闭塞胞水，此水肿难治。但当调其经，则水自消，用小调经散、葶苈丸加丹皮、牛膝、红花。若先浮肿而后经水不通，名曰水分，乃脾不能制，血与水并，肌肉为之虚肿，红矾丸、肾气丸加泽泻、防己、葶苈、木通。

血分水分以补元气为主

薛立斋曰：妇人血分、水分证，或因饮食失节，或因六淫七情失宜，以致脾胃亏损，不能生发，气血乖违失常，致形气不足，邪塞隧道，必用椒仁、葶苈二丸，以宣导其邪，佐以补元气之药，庶真气不复伤也。

慎斋按：以上七条，序妇人有血分、水分之证也。妇人以血用事，而月信其最要也。故曰入门看妇人病，先问经期，经期之先后、多寡、枯闭，即可以断妇病之浅深、轻重。如血分之病，在经水先断，而后头面四肢肿满，此血不运行，气壅不化，法当通经调血，血行而肿自消。若先四肢肿满，后经水断绝，此直是水肿病耳，何必名以水分，与血分同出条例耶？此古人分证立名之多惑也。

妇人血分病不可作水治

《证治要诀》曰：有经事不通，血入四肢，化为水，遂成肿满，非独产后为然，名曰血分。误作水治，其害不小，宜调经散。

妇人血分属气壅不能化血

武叔卿曰：气者水之母，血者气所化。非气无以生血，非血无以养气。若经水不通，则血病气亦病。岂有水不通而能化血乎？血不通而化水者，乃是气壅不能化血而成水也。观桃仁丸可见矣。

妇人血分用药从血上求治

《妇人良方》曰：妇人血分，如夺命丹、黑神散，皆为要药。血分一证，大小产后多有之。惟胎前脚肿不同，产后则皆败血所致，当于血上求之。

椒仁丸治血分

《妇人良方》曰：先因经水断绝，后至四肢浮肿，小便不通，血化为水，名曰血分。椒仁丸药虽峻利，所用不多。若畏而不服，有养病害身之患。尝治虚弱人，亦未有误也。

《济阴》按：血既化为水，则以利水为先，而行血温血，开结破气，又不可少。然非峻利气悍之物不可，故又佐以大毒之药。

慎斋按：以上四条，序治血分用药之大法也。夫血分属妇人经水不通而致，必是六淫外侵，七情内伤，以致脾胃虚衰，不能运化精微。故血壅不流，气不能化，法当补脾健胃，扶养气血，佐以温经行血之剂可也。椒仁丸，有斑蝥、砒信、甘遂、芫花、黑丑、蚖青，群队大毒之药以攻之，祸有不可胜言者。《大全》乃曰：治虚弱人未见有误，是何言欤？

咽 中 证

妇人咽中如有炙脔病

《金匮要略》曰：妇人咽中如有炙脔，半夏厚朴汤主之。

徐忠可曰：此条即所谓寒伤经络，凝坚在上也。炙脔，譬如干肉也。《千金》所谓咽中帖帖，如有炙肉，吐之不出，吞之不下，状如有炙脔，数语甚明切。此病不因肠胃，故不碍饮食二便；不因表邪，故无骨痛寒热。乃气为积寒所伤，不与血和，血中之气溢而浮于咽中，得水湿之气而凝结难移。妇人血分受寒，多积冷结气，最易得此病，男子亦间有之。药用半夏厚朴汤，乃二陈汤去陈皮、甘草，加厚朴、紫苏、生姜也。半夏降逆，厚朴兼散结，故主之。生姜、茯苓，宣至高之滞，而下其湿。苏叶味辛气香，色紫性温，能入阴和血，兼归气于血，夏天暑伤心阴，能下暑郁。而炙脔者用之，则气与血和，不复上浮也。

论曰：余治王小乙，咽中每噎塞，嗽不出，以半夏厚朴汤投之即愈，后每复发，细问之。云：夜中灯下，每见晕如团五色，背脊内间酸。其人又壮盛，知夏初因受寒，阴气不足，而肝反郁热，甚则结寒微动，挟肾气上冲，咽喉塞噎也。即于此方加大剂枸杞、菊花、丹皮、肉桂，晕乃渐除，咽中亦愈。故曰男子间有之，信不诬也。

妇人咽中如梅核证

《产宝百问》曰：喉咙有咽门，二者各有所司。喉咙者，空虚也。肺之系，气之道，络肺应天，故属天气所生。有九节，以通九脏之气，所以谓之嗌。或阴阳之气，痰结咽喉，膈塞噎状若梅核，妨碍饮食，久而不愈，即成翻胃，或胸膈痰结，与气相搏，上逆咽喉之间作聚，状如炙肉之证也。以半夏厚朴汤，治妇人喜怒悲思、忧恐惊怖之气，结成痰涎，状如破絮，或如梅核，在咽喉咯不出，咽不下，此七情所为。或中脘痞满，气不舒快；或痰涎壅盛，上气喘急；或因痰饮中滞，呕逆恶心。

慎斋按：以上二条，序妇人有咽中炙脔、梅核之证也。徐注主寒冷气，《产宝》主七情痰结。一属外感，一属内伤，当兼参之。

癥瘕痃癖证

妇人癥瘕痃癖形状总考

《证治准绳》曰：《大全良方》分痃、癖、诸气、疝、瘕，腹中瘀血癥、痞食癥，凡七门。痃者，在腹内，近脐左右，各有一条筋脉急痛，大者如臂，次者如指，因气而成，如弦之状，故名曰痃。癖者，僻在两肋之间，有时而痛，故名曰癖。疝者，痛也；瘕者，假也。其结聚浮假而痛，推移乃动也。八瘕者，黄瘕、青瘕、燥瘕、血瘕、脂瘕、狐瘕、蛇瘕、鳖瘕。积在腹内，或肠胃之间，与脏气结搏坚牢，虽推之不移，名曰癥，言其病形可征验也。气壅塞为痞，言其气痞塞不宣畅也。饮食成块，坚而不移，名曰食癥；瘀血成块，坚而不移，名曰血癥。若腹中瘀血，则积而未坚，未至于成块者也。大抵推之不动为癥，推之动为瘕也。至疝与痃癖，则与痛俱，痛即现，不痛即隐。在脐左右为痃，在两肋间为癖。在小腹牵引腰胁为疝。恐学者一时难了，未免淆乱，故总叙条析之。

妇人八瘕属血脉精气不调所生

巢元方曰：八瘕者，皆胞胎、生产、月水往来，血脉精气不调所生也。肾为阴，主开闭，左为胞门，右为子户，主月水、生子之道。胞门子户，主精血神气出入，合于中黄玉门四边，主持关元，禁闭子精。脐下三寸，名曰关元，主藏魂魄。妇人之胞，三焦之府，常所从止。若妇人经脉腧络合调，月水以时来至，能生子而无病。如经络荣卫继绝不通，邪气便得往来，入合于脏。若经血未尽而合阴阳，即令血脉挛急，小腹重急，支满胸胁，四肢酸痛，饮食不调，结牢恶血不除，月水不时，因生积聚，如怀胎状，阴中肿，内生风，小便不利，若痛如淋状，久不复生子。

慎斋按：《巢氏病源》论妇人八瘕，不外新产、月水之后，感寒湿风冷，凝泣血脉，留滞经络，闭塞隧道而成也。乃强分黄瘕、青瘕、燥瘕、血瘕、脂瘕、狐瘕、蛇瘕、鳖瘕之名，以惑世诬名，宜其为张戴人所斥也。夫瘕者，假也，不过假人身之气血，加以食积痰饮，胶结成形。《内经》止有石瘕生于胞中一证，何尝有为黄为青之名色耶？既有八瘕之证，医者亦难辨其是狐是蛇是鳖也，因删之。《妇人良方》中，但存八瘕之名，而不载条目，最有见。

妇人八瘕属外邪乘合阴阳所致

《妇人良方》曰：妇人脏腑调和，经脉循环，月水以时，故能生子无病。若乘外邪而合阴阳，则小腹、胸胁、腰背相引而痛，月事不调，阴中肿胀，小便淋沥而色黄黑，则瘕生矣。八瘕者，黄、青、燥、血、脂、狐、蛇、鳖是也，《千金》《外台》言之详矣。

薛立斋按：经云：气主煦之，血主濡之。若血不流，则凝而为瘕。瘕者，中虽硬而忽聚忽散。多因六淫七情，饮食起居，动伤脏腑而成。当与痃癖诸证治同，慎不可复伤元气。

妇人癥痞属脾胃亏损邪正相搏

《大全》曰：妇人癥痞，由饮食失节，脾胃亏损，邪正相搏，积于腹中，牢固不动，有可征验，故名曰癥。气道壅塞，故名曰痞。得冷则发，冷入子脏则不孕，入胞络则月水不通。

薛立斋按：此证若脾胃虚弱，六君子加芎、归；若肝脾虚弱，补中汤及归脾汤；若肝火郁滞，佐以芦荟、地黄二丸，外贴阿魏膏。患者须慎七情六淫，饮食起居。治者不时审察病机而药之，庶几有效。

妇人食癥属经行不忌生冷所致

《大全》曰：妇人食癥，由脏腑虚弱，经行不忌生冷之物，不能消化，与脏气相持，结聚成块，日渐生长，牢固不安，谓之食癥，或劳伤元气所致。陈无择云：经不行者，宜先导之，然后固元气为主。

薛立斋曰：证若形气虚弱，须先调补脾胃为主，佐以消导。若形气充实，当先疏导为主，佐以补脾胃。若气壅血滞而不行者，宜乌药散散而行之；若脾气虚而血不行者，四君子、芎、归，补而行之；若脾气郁而血不行者，归脾汤解而行之；若肝脾血燥而血不行者，加味逍遥散，清而行之。大抵食积痞块证为有形，邪气胜则实，真气夺则虚，当养正避邪，而积自除。虽云坚者削之，客者除之，胃气未虚，或可少用，若病久虚乏，不宜轻用。

妇人血癥属风冷饮食与血气相结

《大全》曰：妇人寒热失节，脏腑气虚，风冷在内，饮食不消，与血气相结，渐生块，不移动，皆因血气劳伤，月水往来，经络痞塞，恶血不除，久而不瘥，心腹两胁苦痛，碍于饮食，肌肤消瘦。问：癥，一也。何以知是血癥？曰：血外证，瞀闷、烦躁、惊狂、痰呕、汗多、骨蒸、肢冷，其蓄在下焦者，必脐下结急，外热内痛，尺脉洪而数，桃仁、灵脂、生地、牛膝、大黄、甘草去之。

薛立斋按：此证多兼七情亏损，五脏气血乖违而致。气主煦之，血主濡之。脾统血，肝藏血。故郁结伤脾，恚怒伤肝者多患之。腹胁作痛，正肝脾二经证。洁古云：养正积自除。东垣云：人以胃气为本，治法当主固元气，佐以攻伐之剂，必需之岁月。若期速效，投以峻剂，反致有误也。

妇人疝瘕属风冷入腹与血相结

《大全》曰：妇人疝瘕，由饮食不节，寒温不调，气血劳伤，脏腑虚弱，风冷入腹，与血相结而生。妇人之病，有异于丈夫者，或因产后血虚受寒，或因经水往来，取冷过度，非独因饮食失节，多挟血气所成也。其脉弦急者生，虚弱小者死。尺脉涩而浮牢，为血实气虚，其发腹痛，逆气上行，此为胞中有恶血，久则结成血瘕。

妇人疝瘕属血之所为

《大全》曰：疝瘕二者，皆阴阳不和，经络痞膈，饮食停滞，不得宣流，邪冷之气，搏结不散，得冷则发作疼痛。夫疝瘕癥痕，血气块硬，发作则痛，甚则欲死，究而言之，皆血之所为也。

薛立斋按：前证因饮食起居，七情失宜，亏损脏腑，气血乖违，阴络受伤，循行失度所致。罗谦甫云：养正邪自除。必先调养，荣卫充实，若不消散，方可议下。但除不以渐，必有颠覆之害。若不守禁忌，未有能愈者也。

妇人精聚癥痕皆属血病

王宇泰曰：古方有五积、六聚、七癥、八痕之名。五脏之气积，名曰积，故曰积有五。六腑之气聚，名曰聚，故聚有六。若七癥八痕，则妇人居多。七者火数，属心，血生于心。八者木数，属肝，血归于肝。虽曰强分，理似不混。夫癥者坚也，坚者难破；痕者假也，假物成形。古人将妇人病为痼疾，以蛟龙等为生痕，然亦不必如此执泥。妇人癥痕并属血，龙蛇鱼鳖、肉发虱痕等事，皆出偶然。但饮食间误中之，留聚脏腑，假血而成，自有活性。亦犹永徽中，僧病噎者，腹中有一物，其状如鱼，即生痕也。与夫宿血停凝，结为痞块，虽内之所感不同，治法当以类相从。所谓医者，意也。如以败梳治虱瘕，铜屑治龙瘕，曲蘖治米瘕，石灰治酒瘕，如此等类，学者可以理解也。

慎斋按：方书有五积、六聚、七癥、八瘕之名。五积六聚，出自越人《难经》，有心肝脾肺肾五脏之积，而无有六聚。以聚为气病，积为血病也，故东垣有五积丸治法。若《巢氏病源论》载七癥、八瘕，但有八瘕名证，而无七癥病形，其他方书亦不散见。岂以癥为气病，瘕为血病，故无可考耶。宇泰先生云：不必执泥，事出偶然。可谓善会古人之书者也。然事之或有者，毋尽信，亦不可不信。如慈溪王节斋先生，尊信丹溪之书，日服补阴丸无间者数十年。内有龟甲，制之不善，大下小赤色龟数十而死。此即八瘕之类，有感而生者也，宁独病在妇人耶？

治癥痞兼消痰瘀

武叔卿曰：痞一癥二，曰血曰食，而不及痰饮，何也？盖痞气之中未尝无饮。而血癥、食癥之内未尝无痰，则痰食血，未有不因气病而后形病。故消积之中，兼行气、消痰、消瘀之药为是。

治癥瘕不可峻攻以伤元气

李氏曰：善治癥瘕者，调其气而破其血，消其食而豁其痰，衰其大半而止，不可猛攻，以伤元气。宁扶脾胃正气，待其自化。凡攻击之药，病重病受之，病轻则胃气受伤矣。或云：待块消尽而后补养，则胃气之存也几希。

治癥瘕积聚以行气为主

武叔卿曰：癥瘕积聚，并起于气，故有气积气聚之说。然谓瘕属血病者，气聚而后血凝也。其夹食夹痰，又各随所积而变见矣。夫痰与血食，皆赖气以行化。故气行物生，气病物病，此百病所以皆生于气。破血、消痰、消食之剂，必用气药者以此也。

慎斋按：以上三条，序治痞癖癥瘕之大法也。夫痞癖癥瘕，不外气之所聚，血之所凝。故治法不过破血行气，《济阴》又推广痰、食、瘀血，兼以行气为主也。《内经》有石瘕、肠覃二证，前已载之"胎前鬼胎证"，故兹不复赘。

乳　证

妇人之乳属肺肝二经

《医暇卮言》曰：女人产育，哺养以乳，乳之体居经络气血之间也。盖自寅时始于手太阴肺经，出于云门穴，穴在乳上，阴阳继续以行周十二经，至丑时归于足厥阴肝经，入于期门穴，在乳下，出于上，入于下，肺领气，肝藏血，乳正居于其间也。

慎斋按：以上一条，序原妇人乳汁之所自出，属肺肝二经气血之化也。

乳痈属阳明经热为风邪所客

《圣济总录》曰：足阳明之脉，自缺盆下于乳。又冲脉者，起于气街，并足阳明经，夹脐上行，至胸中而散。妇人以冲任为本，若失于将理，冲任不和，阳明经热，或为风邪所客，则气壅不散，结聚乳间，或硬或肿，疼痛有核，皮肤焮肿，寒热往来，谓之乳痈。风多则硬肿色白，热多则焮肿色赤。不治，血不流通，气为壅滞，或乳内津液相搏，腐化为脓。宜速下乳汁，导其壅塞，散其风热，则病可愈。

乳痈属风热结薄血脉凝注

张子和曰：乳痈发痛者，亦生于心也。俗乎曰吹乳是也。吹者，风也。风热结薄于乳房之间，血脉凝注，久而不散，溃腐为脓也。

慎斋按：以上二条，序乳痈属于风热外邪为病也。

乳痈属胆胃二经热毒气血壅滞

《妇人良方》曰：经云：乳头属足厥阴肝经，乳房属足阳明胃经。若乳房忽然壅肿痛，结核色赤，数日之外，焮痛胀溃，稠脓涌出，此属胆胃热毒，气血壅滞，名曰乳痈，为易治。

《家居医录》按：乳痈初起，肿痛发于肌表，肉色焮赤，或发寒热，或头痛烦渴，用人参败毒散、神效瓜蒌散、加味逍遥散治之，自消散。若脓成溃窍，稠脓涌出，脓尽自愈。若气血虚弱，或误用败毒，久不收敛，脓清脉大，则难治。

薛立斋又按：乳痈治法，初起寒热焮痛，即发表散邪，疏肝清胃为主；或不作脓，脓成不溃，宜用托里；或肌肉不生，脓水清稀，宜补脾胃；或脓出反痛，恶寒发热，宜补气血；或肿焮作痛，晡热，宜补阴血；或饮食少，反作呕，宜补胃气。切不可用克伐，复伤脾胃也。

乳痈属忿怒郁闷阳明血热沸腾

朱丹溪曰：经云：乳房属足阳明胃经所经，乳头属足厥阴肝经所属。妇人不知调养，忿怒所逆，郁闷所遇，厚味所酿，以致厥阴之气不行，故窍不得通，而汁不出。阳明之血沸腾，热甚化脓。治法：青皮疏厥阴之滞气，石膏清阳明之血热，生草节行污浊之血，消肿导毒；瓜蒌仁、没药、青橘叶、角刺、金银、当归、酒佐之，加艾灸二三十壮于痛处，甚效。切不可用刀针，必致危困。

乳痈属饮食厚味胃火上蒸乳房

李氏曰：妇人之乳，男子之肾，皆性命之根也。有饮食厚味、郁怒，以致胃火上蒸乳房，则乳汁化为浊脓；肝经气滞，乳头窍塞不通，致令结核不散，痛不可忍。初起宜隔蒜灸之，切忌刀针。能饮者，一醉膏加当归，两服即效。

慎斋按：以上三条，序乳痈属七情、饮食、热毒内伤为病也。

乳痈属儿口气吹所致

《大全》曰：产后吹乳者，因儿吃奶之际，忽自睡着，为儿口气所吹，令乳汁不通，蓄积在内，遂成肿硬，壅闭乳道，伤结疼痛。亦有不痒不痛，肿硬如石者，总名曰吹乳。若不急治，肿甚成脓。连服皂角散、瓜蒌散，敷以南星散，更以手揉之则散。

乳痈属乳子口气焮热所吹

朱丹溪曰：妇人有所乳之子，膈有滞痰，口气焮热，含乳而睡，热气吹入乳房，凝滞不散，遂生结核。若初起时忍痛揉软，吮乳汁透，即可消散。失此不治，必成痈肿。

慎斋按：以上二条，序乳痈属儿之口气所吹，为不内外因病也。妇人乳痈，亦不外三端，一者外感风热，客于阳明一经；二者郁怒厚味，伤于肝胃；三者儿口吹气，热壅不散，皆足致乳痈之病也。

治乳痈不宜用凉药

薛立斋曰：妇人乳痈，多因小儿断乳后，不能回化；又有妇人乳多，孩提少饮，积滞凝结；又有经候不调，逆行失道；又有邪气内郁，结成痈肿。初发时切不宜用凉药，盖乳本血化，不能漏泄，遂结实肿，其性清寒，又加凉药，则阴烂宜也。惟凉药用之既破之后则佳。如初发时，宜用南星、姜汁敷之，可以内消。更加草乌一味，能破恶血逐块，遇冷即消，遇热即溃。

更加乳香、没药以定痛，内用瓜蒌仁、十宣散、通顺散间服之。

妇人乳痈有可治不可治

孙真人曰：凡女人多患乳痈。年四十以下，治之多瘥；年五十以上，慎勿治之。治之多死，不治自得终天年。

慎斋按：以上二条，序治乳痈戒用凉药，并示人以可治不可治之法也。

乳岩属忧怒抑郁肝脾气逆

朱丹溪曰：妇人有忧怒抑郁，朝夕积累，脾气消阻，肝气横逆，遂成隐核如棋子，不痛不痒，数年而发，名曰奶岩，以疮形似岩穴也，不可治。

乳岩属肝脾郁怒气血亏损所致

薛立斋曰：乳岩乃七情所伤，肝经血气枯槁之证，不赤不痛，内有小核，积之岁月渐大，内溃深烂，为难治。因肝脾郁怒，气血亏损故也。治法：焮痛寒热初起，即发表散邪，疏肝清胃为主，宜益气养荣汤、加味逍遥散，可以内消。若用行气破血，则速其亡矣。

乳岩属郁气有用药法

武叔卿曰：乳岩之病，大都生于郁气。盖肝主怒，其性条达，郁而不舒，则屈其挺然之质。乳头属厥阴，其气与痰，时积累而成结核。兹以风药从其性；气药行其滞；参、芪、归、芍补气血；枳实、乌药、木通疏利壅积；柴、防、苏叶表散；白芷腐脓通荣卫；槟榔通滞下行；官桂行和血脉。且曰木得桂而枯，为伐肝之要药。

慎斋按：以上三条，序乳岩之证也。病虽均在乳，而有痈与岩之分。痈轻而岩重，痈之来也骤，而岩之成也渐，故治痈易而治岩难。大抵痈属外感之风热，内伤之厚味，儿吮俱多；岩本于七情郁怒，脏气不平，肝脾亏损。故治岩之法，与治痈微有不同，一宜补少而泻多，一宜泻少而补多也。

乳证治法总论

薛立斋曰：大凡乳证，若恚怒，宜疏肝清热；焮痛寒热，宜发表散邪；肿焮痛甚，宜清肝消毒，并隔蒜灸。不作脓，或脓不溃，补气血为主；不收敛，或脓稀，补脾胃为主；脓出反痛。或发寒热，补气血为主；或晡热内热，补血为主。若饮食少思，或作呕吐，补胃为主；饮食难化，或作泄泻，补脾为主；劳碌肿痛，补气血为主；怒气肿痛，养肝血为主。儿口所吹，须吮通揉散；若成痈，治以前法。若乳岩，属肝脾二脏郁怒，气血亏损，故初起小核结于乳内，肉色如故，五心发热，肢体倦瘦，月经不调，加味归脾汤、加味逍遥散、神效瓜蒌散，多服自消。若迁延日久渐大，岩色赤，出水，腐溃深洞，用前归脾汤等药可延岁月。若误攻伐，则危殆矣。

慎斋按：以上一条，序治乳痈、乳岩之大法也。世医治乳痈、乳岩，不过寒凉清火，破气消瘀。岂知病之成也，原于肝胃亏损，荣卫不能运行所致。惟立斋惓惓于扶持脾胃，补气养血为主，戒人不可诛伐太过，以致夭枉，垂训之意深矣。

前阴诸证

妇人阴肿属风邪乘阴与血相搏

陈良甫曰：妇人阴肿，是虚损受风邪所为。胞络虚而邪客之，风气乘于阴，与血气相搏，令气痞塞，腠理壅闭不泄越，故令肿。

妇人阴肿属房劳伤损

徐春甫曰：阴肿有因房劳过度，伤损阴户致肿，宜节欲调治。有欲胜而热甚生虫，以致肿痒甚者，皆宜戒房室，速治之。有邪气渐盛，致阴户溃烂不收，失于早治也。

薛立斋按：前证若气血虚弱，补中汤举而补之；肝经湿热，龙胆泻肝汤渗而清之。又有肝脾郁怒，元气下陷，湿热壅滞，朝用归脾汤加升、柴，解郁结，补脾气；夕用加味逍遥散，清肝火，生肝血，除湿热。

慎斋按：以上二条，序妇人阴户肿，有风邪之外感，有房劳之内伤也。阴肿病，《大全》主于风邪入客，春甫主于劳伤房事，立斋推原于肝经湿热所致，此为病机之要。

妇人阴中痛名小户嫁痛

《千金方》曰：妇人小户嫁痛连日，方用甘草、生姜、白芍、桂心，酒煮温服。又方，疗嫁痛，一味牛膝，或一味大黄，酒煮服。又乌贼鱼骨烧末，酒吞之，外用青盐炒热，布裹熨之。

妇人阴中肿痛属肝经湿热

《良方》论曰：妇人或肝经湿热下注，或郁怒伤损肝脾。外证或两拗小腹肿痛，或玉门㿗肿作痛，或寒热往来，憎寒壮热；内证或小便滞涩，或腹内急痛，或小腹痞闷。若两拗小腹肿痛，肝经湿热壅滞也，用龙胆泻肝汤。玉门肿胀，肝火血虚也，加味逍遥散，及龙胆泻肝汤加木香。若概投散血攻毒之剂，则误甚矣。

李氏曰：阴户两旁肿痛，手足不能舒伸者，用四物汤加乳香末捣饼，纳阴中立效。又阴肿痛极，便秘欲死，四物加柴胡、丹皮、山栀、胆草。如时常阴肿者，四物加藁本、防风。若肿痛不闭者，逍遥散加丹皮、山栀。

慎斋按：以上二条，序妇人阴中肿痛之证也。足厥阴经环阴器，妇人阴户为肝经之分。是经血虚火燥，则为肿为痛，痛者火也，实则泻其子。龙胆泻肝汤、加味逍遥散，虽为本经的对之药，不若大剂导赤散加黄连，以泻肝之子，而以六味饮滋化源，以补其母之胜也。

妇人阴痒属脏虚虫蚀

陈良甫曰：妇人阴痒，是虫蚀所为。三虫在肠胃之间，因脏虚，三虫动作，蚀于阴内，其虫作热，微者为痒，重者乃痛也。

妇人阴痒属欲事不遂积成湿热

徐春甫曰：妇人阴痒，多属虫蚀所为。始因湿热不已，故生三虫在肠胃间，其虫蚀阴，户中作痒，甚则痒痛不已，溃烂肿深。在室女、寡妇、尼姑，多因欲事不遂，思想所淫，以致气血凝于阴间，积成湿热，久而不散，遂成三虫，故有此疾。亦有房室过伤，以致热壅，故作肿痒内痛，外为便毒，莫不由欲事伤损所致。

薛立斋按：前证属肝经所化，当用龙胆泻肝汤、逍遥散，以主其内外；以桃仁研膏，和雄黄末，和鸡肝研饼，纳阴中，以制其虫，仍用清肝解郁之药。此证由郁怒伤肝脾所致，肢体倦怠，阴中闷痒，小便赤涩者，归脾汤加山栀、柴胡、丹皮；有肝脾气虚，湿热下注，阴内痛痒，不时出水，食少体倦者，归脾汤加山栀、白芍、甘草、丹皮。

李氏按：阴中生虫，蠱如小蛆者，乃湿热甚而心气又郁，气血凝滞而生。宜藿香养胃汤、补心汤、硫鲤丸；外用艾煎汁，调雄黄末烧熏之；又以蛇床子煎汤频洗，同梓树皮焙末，入枯矾、麝香少许，敷之立效。

慎斋按：以上二条，序妇人有阴痒生虫之证也。厥阴属风木之脏，木朽则蠹生，肝经血少，津液枯竭，致气血不能荣运，则壅郁生湿，湿生热，热生虫，理所必然。故治法不外渗湿清热，外以杀虫为治。然其本元，又当滋养肝血，补助脾土，益阴燥湿也。至春甫论欲事不遂所致，亦病情之不可不察者也。

妇人阴冷属风冷客于子脏

陈良甫曰：妇人阴中冷，因劳伤子脏，风冷客之。

薛立斋按：阴冷由肝经有湿热，外乘风冷所致。若小便涩滞，或小腹痞痛，龙胆泻肝汤。又有妇人阴中寒冷，小便澄清，腹中亦冷，饮食少思，大便不实，下元虚冷，治以八味丸愈。八味治血弱不能荣养脏腑，津液枯涩，风寒客于子脏，以致阴冷，有效。

慎斋按：以上一条，序妇人有阴冷之证也。阴中冷，非外邪风冷客于子脏，即气衰血虚，脏腑虚寒，以致肝经失养，阴户为之寒冷也。立斋必欲断为肝经湿热，外乘风冷所致，岂有客邪之气，加于湿热之病，而变为阴冷耶？论属未当。

妇人阴挺下脱有三证所致

《大全》曰：妇人阴挺下脱，或因胞络伤损，或因子脏虚冷，或因分娩用力所致。

薛立斋按：阴挺下脱，当升补元气为主。若肝脾郁结，气虚下陷，补中汤；若肝火湿热，小便赤涩，龙胆汤。

妇人阴挺属肝火湿热脾虚下陷

薛立斋曰：有妇人阴中突出如菌，四围肿痛，小便数，晡热，似痒似痛、小便重坠，此肝火湿热而肿痛，脾虚下陷而重坠也。先以补中汤加山栀、茯苓、车前、青皮，以清肝火，升脾气；更以加味归脾汤，调理脾郁，外以生猪油和藜芦末涂之而收。

妇人阴挺属热药房事意淫不遂所致

《大全》曰：妇人阴中生一物，挺出五寸许，牵引腰腹膨痛，至不思饮食，皆因多服热药及煎煿，或犯非理房事，兼意淫不遂，名阴挺，三茱丸、一捻金丸主之。

慎斋按：以上三条，序妇人有阴挺之证也。阴挺者，阴器中挺出一物，即立斋所谓舒出如蛇、如菌、如鸡冠状是也。夫妇人阴器，为足厥阴经部分，而冲任督三脉所系，胞门子户在焉。其所挺之物，大约子脏肠癞之属，非湿热脾虚下陷，即是热药房事所致，此病机之属于隐曲者。在医者，似难以诊候、施之者。立斋之书，每多载之，真有不可臆度者矣。

妇人阴吹属胃气下泄

《金匮要略》曰：胃气下泄，阴吹而正喧，此谷气之实也，膏发煎导之。

李时珍按：妇人胃气下泄，阴吹甚喧，宜猪膏煎乱发化服，病从小便而出。

程云来曰：经曰：胃满则肠虚，肠满则胃虚，更虚更实，则气得上下。今胃中谷气实，则肠胃虚，虚则气不得上下，而肾又不能为胃关，其气但走胞门而出于阴户。膏发煎者，导小便药也。使其气以化小便，则不为阴吹之证矣。

慎斋按：妇人阴吹证，仲景以为谷气实，胃气下泄所致，此之病机有不可解。云来注云：胃实肠虚，气走胞门，亦是随仲景之文而诠之也。夫人谷气，胃中何尝一日不实，而见阴吹之证者，未之尝闻。千百年之书，其阙疑可也。予甲寅岁，游硖石，有友吴禹仲来询云：此镇有一富翁室女，病阴户中时簌簌有声，如后阴之转矢气状，遍访医者不晓，此何病也？予曰：此阴吹证也，仲景之书有之。禹仲因叹予读书之博。

妇人阴蚀疮属心烦胃弱气血凝滞

《大全》曰：妇人阴蚀疮，凡妇人少阴脉数而滑，阴中必生疮，名曰䘌疮。若痛或痒，如虫行状，淋沥脓汁，亦有阴蚀几尽者。此皆由心神烦郁，胃气虚弱，致气血凝滞耳。故经云：诸痛痒疮，皆属于心。又云：阳明主肌肉，痛痒皆属于心，治当补心养胃，外以熏洗坐导治之。

薛立斋曰：妇人阴中生疮，乃七情郁火伤损，肝脾湿热下注。其外证有阴中舒出如蛇，俗呼阴挺；有翻突如饼，俗呼阴菌；亦有如鸡冠花。亦有生诸虫，亦有肿痛湿痒，溃烂出水，胀闷脱坠者。其内证，口干内热，体倦，经候不调；或饮食无味，晡热，胸膈不利，小腹痞胀，赤白带下，小水淋涩。其治法，肿痛者，四物汤加柴胡、山栀、丹皮、胆草；湿痒者，归脾汤加山栀、丹皮、柴胡；涩淋者，龙胆汤加白术、丹皮；溃腐者，加味逍遥散；肿闷脱坠者，补中汤加山栀、丹皮，佐以外治之法。

妇人阴中生疮属虫动侵蚀

陈良甫曰：阴疮者，由三虫或九虫动作侵蚀所为也。诸虫在人肠胃之间，脏腑调和，血气充实，不能为害。若劳伤经络，肠胃虚损，则动作侵蚀于阴经者，或痒或痛，重则生疮。

妇人䘌疮属月事行房浊流阴道

《千金方》曰：妇人䘌疮，因月后便行房，致湿浊伏流阴道，生䘌疮瘙痒。先用葱椒汤频洗，后服赤石脂、龙骨、黑牵牛、菟丝子、黄芪、沙苑蒺藜之属。又治妇人阴疮、与男子妒精同方，用黄丹、枯矾、萹蓄、藁本、硫黄、白蛇皮、荆芥、蛇床为末，葱汤洗后，掺之。

慎斋按：以上三条，序妇人有阴疮之证也。妇人阴中生疮，属于湿热之邪下流肾肝。阴器为肝肾之部，二经虚，则湿热下陷，而生疮䘌诸疮矣。若月事行房，败精与浊血凝滞成疮者，此又人事之不谨，当以清火消浊为治也。

妇人㿉疮属肝经湿热下注

《妇人良方》曰：妇人㿉疮，或肝经湿热下注，或郁怒伤损肝脾。其外证，或两拗小腹肿痛，或玉门焮肿作痛，或寒热往来，憎寒壮热。其内证，或小便涩滞，或腹内急痛，或小腹痞闷，上攻两胁，或晡热重坠。若两拗小腹肿痛，肝经湿热壅滞也，龙胆泻肝汤。玉门肿胀，肝火血虚也，加味逍遥散，及龙胆汤加木香。若概投散血攻毒之剂，则误矣。

妇人足跟疮肿属足三阴虚热所致

《妇人良方》曰：妇人足跟、足趾肿痛，足心发热，皆因胎产经行，失于调摄亏损，足三阴虚热所致。若肿痛或出脓，用六味丸为主，佐以八珍汤；胃虚懒食，佐以六君子汤；寒热内热，佐以逍遥散；晡热益甚，头目不清，佐以补中益气汤。大凡发热、晡热、内热、自汗、盗汗等证，皆阴虚假热也。故丹溪谓火起九泉，阴虚之极也。足跟乃督脉发源之所，肾经所过之地，若不求其属，泛用寒凉则误矣。然男子酒色过度者，多患此证。

妇人臁疮属肝脾湿热下注

《家居医录》曰：妇人两臁生疮，或因胎产饮食失宜，伤损脾胃；或忧思郁怒，亏损肝脾，以致湿热下注；或外邪所侵。外臁属足三阳，可治；内臁属足三阴，难治。若初起发肿赤痛，属湿毒所乘，人参败毒散，或槟榔败毒散；若漫肿作痛，或不肿不痛，属脾虚湿热下注，补中益气汤，或八珍汤；若脓水淋漓，体倦少食，内热口干，属脾气虚弱，补中汤加茯苓、酒芍；若午后发热体倦，属血虚，前汤加川芎、熟地，或六味丸；若肢体畏寒，饮食少思，属脾肾虚寒，八味丸。大抵色赤属热毒，易治；色黯属虚寒，难治。设误用攻伐，复伤胃气，则难疗矣。

妇人血风疮属风热郁火血燥

《家居医录》曰：妇人血风疮，因肝脾二经风热、郁火、血燥所致。其外证，身发疙瘩，或如丹毒，痒痛不常，搔破成疮，脓水淋漓。其内证，月经无定，小便不调，夜热内热，自汗盗汗，恶寒憎热，肢倦体怠，饮食不甘。若发热发痛，乃肝经风热血燥，当归饮加柴胡、山栀；若体倦食少，口干潮热，乃肝脾郁火伤血，加味逍遥散；若疙瘩痛痒，寒热往来，乃肝经风热伤血，柴胡、山栀、黄连；若不寐、盗汗、内热晡热，乃脾经血虚，归脾汤，兼寒热，加山栀、熟地。如愈后身起白屑，搔则肌肤如帛所隔，此气血虚，不能荣于腠理也，十全大补汤。若用风药，复伤阴血，反致他证。

慎斋按：以上序妇人有疬疮、足疮、臁疮、血风诸证也。诸证总归湿热，责之肝脾损者居多。故立斋论治，一以补养气血为主，此治病求本之要道也。

妇人足趾痛如焚属湿毒留滞经络

《产宝百问》曰：妇人脚十趾如热油煎者，此由荣卫气虚，湿毒之气留滞经络，上攻心则心痛，下攻脚则脚痛，其脚趾如焚，亦脚气之类。经云：热厥者是也。

慎斋按：妇人足十趾如热油煎，方书但云脚气之类。方用换腿丸、万灵散、活血丹，从脚气治法，殊未尽善。夫诸阳气起于四肢，足之三阳三阴，俱起足趾之端。其热如油煎者，荣卫亏损，阴衰火旺之极，足三阴三阳经受伤故也，岂但云脚气而已。法当大剂滋水益阴，乃可救其燎原之焚耳。

夜 梦 鬼 交

妇人梦与鬼交通属气血虚衰

《大全》曰：人禀五行秀气而生，承五脏神气而养，阴阳调和，脏腑强盛，邪魅安得干之？若摄理失节，血气虚衰，则鬼邪干正，隐蔽而不欲见人。时独言笑，忽时悲泣，是其候也。脉迟伏，或如鸟啄，或绵绵而来，不知度数，面色不改，亦其候也。

妇人夜梦鬼交属于脏虚

《产宝百问》曰：人有五脏，有七神。脏气盛则神强，外邪鬼魅不能干犯。若摄理失节，血气虚衰，鬼邪侵伤，故妇人多与鬼魅交通。其状不欲见人，如有对忤是也。设令宫中人与寡妇，曾夜梦交通，邪气怀惑，久作癥瘕，或成鬼胎。

妇人与鬼交属七情亏损神无所护

薛立斋曰：前证多由七情亏损心血，神无所护而然，用安神定志等药，正气复而神自安。若脉来乍大乍小，乍短乍长，亦是鬼祟，灸鬼哭穴，以患人两手拇指相并，用线扎紧，当合缝处，半肉半甲间，灸七壮。果是邪祟，病者即乞求免灸，云我自去矣。

慎斋按：以上三条，序妇人有梦与鬼交之证也。夫人之五脏，各有所藏。心藏神，肝藏魂，肺藏魄，脾藏意，肾藏精与志。心之血虚，则神无所依；肝之血虚，则魂无所附；肺之气虚，则魄无所归；脾肾二脏虚，则意与志恍惚而不能主。神明之官一失，而魂魄已离其体，夜梦鬼邪乘虚，而慌慌若有所见者，即我之魂魄也。岂真有所谓鬼邪祟魅，与之交感者哉？立斋断以为七情亏损心血，神无所护而然，真发病情之秘者矣。若《准绳》《纲目》所载，交接出血，阳道违理，伤丈夫诸证，事近隐曲亵鄙，在病者与医者，似难诊疗，概删之。